Martina Lück

**Early Rehabilitation Bedside
Screening Equipment**
(ERBSE)

Manual und Materialsammlung für ein
neuropsychologisches Funktions-Screening
auf der Intensivstation und in der neurologischen Frührehabilitation

Danksagung

... für jede Begegnung, Nähe und Erfahrung
mit meinen Patienten.

Martina Lück

Early Rehabilitation Bedside Screening Equipment
(ERBSE)

Manual und Materialsammlung
für ein neuropsychologisches Funktions-Screening
auf der Intensivstation
und in der neurologischen Frührehabilitation

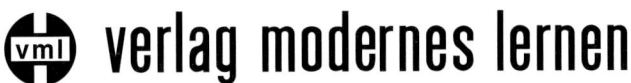 verlag modernes lernen

Unser Buchprogramm im Internet:
www.verlag-modernes-lernen.de

Dieses Buch enthält eine CD-ROM

Hinweis

Aus Gründen besserer Lesbarkeit haben wir uns
im nachfolgenden Buch statt einer gender-neutralen
Formulierung für die maskuline Form der Schreibwei-
se entschieden. Dies beinhaltet selbstverständlich
keinerlei Wertung.

© 2016 by SolArgent Media AG, Division of BORGMANN HOLDING AG, Basel

Veröffentlicht in der Edition:
verlag modernes lernen GmbH & Co. KG
Schleefstraße 14
D-44287 Dortmund

Gesamtherstellung in Deutschland:
Löer Druck GmbH, Dortmund

Bestell-Nr. 1271 | ISBN 978-3-8080-0786-0

Inhalt

Prolog

Durch den zunehmenden Kostendruck im Gesundheitswesen spezialisieren Kliniken sich bei der Versorgung neurologischer Patienten vermehrt auf die Frührehabilitation. In den letzten Jahren gab es kaum eine neurologische Abteilung, die nicht einen Strukturwandel hin zum Ausbau von Intensivstationen und zur Steigerung der Bettenzahl in Phase B vollzogen hätte. Bereits auf neurologischen Intensivstationen wird ein tägliches Rehabilitations-Programm bei den kognitiv oft noch schwer beeinträchtigten Patienten gefordert.

Für diese in der Mitarbeitsfähigkeit stark eingeschränkte Klientel fehlt gerade Berufsanfängern der Neuropsychologie das passende Handwerkszeug, um für Diagnostik und Therapie geeignetes Material zu verwenden. Auch reicht in dieser frühen Phase nach erlittener Hirnschädigung die Bandbreite kognitiver, emotionaler und verhaltensmäßiger Beeinträchtigungen sehr weit – kann es sich doch sowohl um einen beatmeten hohen Querschnittgelähmten ohne mentale Einschränkungen, als auch um einen schwerst hirnverletzten alten Menschen mit vorbestehender Demenz handeln. Den „Arbeitskreis Frührehabilitation der Gesellschaft für Neuropsychologie (GNP)" erreichten daher in den letzten Jahren vermehrt Anfragen zu geeigneten Testverfahren und Trainingsmethoden, um auch die Patienten auf neurologischen Frühreha- und Intensivstationen angemessen versorgen zu können.

Die vorliegende Materialsammlung soll ein Untersuchungs-Equipment für Berufsanfänger zur Verfügung stellen und mittels eines Ablaufschemas die ersten Diagnostik-Sitzungen strukturieren helfen. Viele Aufgaben sind angelehnt an ähnliche Verfahren aus Intelligenztest-Batterien wie dem Hamburg-Wechsler-Intelligenztest für Erwachsene – Revised (HAWIE-R, 1991); das Bildmaterial entspricht der Online-Bilder-Datei der prototypischen Zeichnungen von Snodgrass und Vanderwart (1980).

1. Einleitung

Pioniere der neuropsychologischen Diagnostik von Wilhelm Wundt bis Alexander Lurija untersuchten isolierte mentale Funktionen und klar abgrenzbare Teilleistungen, wie die einzelnen Komponenten der Aufmerksamkeit oder verschiedene Aspekte des Gedächtnisses. Auch die Gesellschaft für Neuropsychologie (GNP) nennt für die Hirnleistungstestung einzelne kognitive Bereiche aus den Bereichen Wahrnehmung, Aufmerksamkeit, Sprache, Gedächtnis, Auffassung und Exekutivfunktionen. Die entsprechende Diagnostik klar umgrenzter Funktionsbereiche unter Kontrolle von Störvariablen ist auf die berufliche Praxis in der Frührehabilitation kaum zu übertragen. Durch die konstante Verbesserung der notärztlichen Versorgung und der Intensivmedizin überleben heute Menschen selbst schwerste neurologische Verletzungen und werden mit multimodalen Behinderungen (motorisch, sensorisch und kognitiv) in der Phase B der Frührehabilitation behandelt. Die herkömmlichen Testverfahren sind aus vielen Gründen hier nicht anwendbar, zum einen wegen des zu hohen Schwierigkeitsgrads der Aufgaben, zum anderen wegen zu komplexer Anforderungen an visuelle oder motorische Leistungen.

1.1 Psychometrie

Die klassische Testtheorie baut auf drei Prinzipien auf, mittels derer ein Untersuchungsergebnis aussagekräftig wird (Fisseni, 1990):

a) Skalierung: die Messwerte lassen sich in Zahlen abbilden und miteinander vergleichen.

b) Standardisierung: die Aufgaben werden für alle Probanden identisch erklärt und dargeboten, so dass die Messung objektiv, reliabel und valide ist.

c) Normierung: die Testwerte können mit einer Normstichprobe verglichen werden, um eine Aussage über die Position des Probanden im Leistungsprofil seiner Referenzgruppe treffen zu können.

Bei der neuropsychologischen Diagnostik handelt es sich primär um Leistungstests, die eine optimale Performanz bei einem Zielmerkmal erfassen sollen. Es gilt, das von dieser Person maximal erreichbare Niveau – also deren obere Leistungsfähigkeit – zu bestimmen. Es wird davon ausgegangen, dass die Probanden durch die Testsituation als solche ausreichend Konzentration und Motivation bereitstellen und durch die geforderte Anstrengung in den Aufgaben nahezu ihr Leistungsmaximum zeigen.

Eine weitere Informationsquelle zur Beurteilung kognitiver Funktionen stellt die systematische Verhaltensbeobachtung dar (Gauggel & Volz-Sidiropoulou, 2008). Durch Manipulation der situativen Voraussetzungen und des Testmaterials kann man beim Probanden kognitive Prozesse steuern und Vorgänge wie Erkenntnis oder Gedächtnis fördern. Hierbei müssen primär Untersuchereffekte und fehlerhafte Interpretationen kontrolliert werden, da jeder Untersucher durch individuelle Hypothesen in seinen Entscheidungsheuristiken beeinflusst wird.

1.2   Besonderheiten der Diagnostik in der Frührehabilitation

Bei multimodal beeinträchtigten Patienten ist eine psychometrische Testung mit den erwähnten Gütekriterien aufgrund mehrerer Faktoren nicht möglich, wenn Wahrnehmungs- und Funktionsstörungen (Neglect, Gesichtsfeldausfall, Aphasie, Amnesie) anfangs in maximaler Ausprägung vorliegen. Häufig scheitern die gängigen Verfahren bereits am erforderlichen Antwortmodus (verbal, schriftlich) oder an der Präsentationsform (PC, Paper-Pencil). Der typische Frühreha-Patient hat eine – wenn überhaupt – nur stundenweise entblockte Trachealkanüle, so dass keine stimmhafte Sprache möglich ist. Die Schrift ist bei motorischen Behinderungen wie Spastik oder Lähmung für gewöhnlich nicht leserlich, auch Zeigegesten oder Tippen auf einer Buchstabentafel können hirnorganisch beeinträchtigt sein (Ataxie, Apraxie). In der akuten Phase einer Hirnverletzung liegen häufig visuelle Störungen einfacher und komplexer Art vor und können vom Patienten noch nicht kompensiert werden. Bereits relativ simple Probleme, wie altersbedingte Visuseinschränkungen, können bei fehlender Brille nicht korrigiert werden. Die frühen Screenings finden meist bei noch nicht mobilisierten Patienten am Bett im Doppel- oder (auf Intensivstation nicht selten) im Vier-Bett-Zimmer statt, so dass PC-gestützte Diagnostik oder ein ruhiges Arbeitsumfeld nicht realisierbar sind. Neben dieser für aufmerksamkeitsgestörte Patienten maximal ungünstigen Bedside-Bedingung ist eine isolierte Testung einzelner Teilleistungen kaum durchzuführen, da meist mehrere Hirnfunkionen beeinträchtigt sind, so dass die Ergebnisse einer Testleistung häufig durch Konfundierungen mit anderen Leistungsdefiziten verfälscht werden.

Frühreha-Patienten haben meist schwergradige Einschränkungen ihrer Handlungsfähigkeit. Da jegliche Aussage über kognitive Funktionen aber eine eigenständige Aktion erfordert, muss die Diagnostik solches Material verwenden, das einen intrinsischen Handlungsimpuls auslöst. Daraus ergeben sich für die Diagnostik in der Frührehabilitation folgende Besonderheiten zu den in 1.1 beschriebenen Prinzipien:

a) Skalierung: Aufgrund der meist ausgeprägten kognitiven Defizite der Klientel sind die Aufgaben einfach und alltagsnah zu gestalten, so dass die Messwerte nur nominalskaliert im Sinne von „gelingt" versus „gelingt nicht" – eventuell noch ordinalskaliert mit „gelingt mit Hilfestellung" – sein können.

b) Standardisierung: Durch die multimodalen Einschränkungen muss das Testmaterial an die motorischen und sensorischen Fähigkeiten der Patienten angepasst werden. Objektivität im Sinne einer Unabhängigkeit der Testergebnisse vom Untersucher ist illusorisch, da die bewusstseinsgestörte Klientel manchmal nur aufgrund des emotionalen Zugangs des Untersuchers zur Mitarbeit motiviert werden kann. Viele Patienten beginnen ohne externen Impuls nicht mit einer Handlung und müssen aktiv begleitend angeleitet werden.

Die Reliabilität eines Verfahrens (Zuverlässigkeit, Retestung) wird zum weichen Faktor gegenüber täglich wechselnden Leistungsveränderungen durch Umweltfaktoren wie Medikamenten-Effekte, gesundheitliche Tagesform, Ablenkungen durch Hintergrundgeschehen im Behandlungsraum und motivationale Aspekte.

Da die Fragestellung im Frühreha-Bereich nur grundlegende Funktionen umfassen kann, ist zumindest die Validität der erhobenen Maße offensichtlich (Augenscheinvalidität). So ergibt sich die Inhaltsvalidität aus der klaren Umgrenzung der Aussagen („kann hören", „kann zeigen") und der Einfachheit und Eindeutigkeit der Items. Dennoch kann die Performanz eines Patienten aber dermaßen beeinträchtigt sein (Einschlafen, Aufmerksamkeitseinbrüche,...), dass die gezeigte Leistung nicht zwingend die erhaltene Hirnfunktion abbildet (wenn z. B. nach dem ersten rechten

Drittel aus Müdigkeit nur mehr Nullreaktionen erfolgen, kann nicht zwingend ein Neglect nach links diagnostiziert werden).

c) Normierung: Jede gesunde Population hat einen Deckeneffekt bei den auf Frührehaniveau erforderlichen Aufgaben. Das verwendete Material entspricht dem Grundschullevel unseres europäischen Kulturkreises (Ziffern, Uhrzeiten, Geldbeträge, Alltagsobjekte). Die verwendeten sprachlichen Begriffe wurden nach den mittleren Häufigkeiten im Sprachgebrauch ausgewählt (Deutsches Wortschatzportal der Uni Leipzig, 2015), die Zeichnungen den prototypischen Bildern von Snodgrass & Vanderwart (1980) entnommen und damit als einfach zu erkennen definiert.

Generell gibt es dermaßen viele konfundierende Faktoren bei Frühreha-Patienten, die ein Testergebnis beeinflussen und eine Performanz verhindern können (Mutismus, Schläfrigkeit, Aufmerksamkeitsschwankungen,…), dass sich in dieser frühen Phase der Diagnostik nur zuverlässige Aussagen über das Vorhandensein von Leistungsressourcen und über erhaltene Leistungsbereiche treffen lassen. Hier reicht bereits ein einzelnes erfolgreiches Verhaltensbeispiel aus, um eine positive Beurteilung zu dokumentieren (i. S. v. „Der Patient kann Ziffern der Schriftgröße 20 Punkt lesen."). Ein Defizit kann erst nach Gegentestung möglicher Alternativursachen für das Unterbleiben einer Performanz bestätigt werden, und dann auch nur, wenn an verschiedenen Tagen und bei günstigen Bedingungen ein Verhalten dennoch nicht gezeigt werden kann, bzw. wenn in direkter zeitlicher Abfolge manche Anforderungen gelingen und andere eben nicht (was Effekte von Müdigkeit, Konzentration und Motivation kontrolliert).

1.3 Diagnostisches Prinzip des ERBSE-Screenings

Wie oben beschrieben haben Patienten in der Frührehabilitation multimodale Einschränkungen der kognitiven Funktionen, meist in maximaler Ausprägung und eine oft noch wechselnde Bewusstseinslage. Wachheit, Reaktion und eigenständiges Handeln sind in hohem Ausmaß vom motivierenden emotionalen Zugang des Untersuchers abhängig. Oft sind Hilfestellungen oder einleitende Probehandlungen nötig, bis der Patient das Aktions-Set übernimmt und eine selbständige Handlung ausführt. Daher kann im Bereich der neurologischen Frührehabilitation noch keine standardisierte Testung mittels Aufgabenbatterie erfolgen. Wegen des zwischen verschiedenen Terminen oft noch sehr variablen Leistungsniveaus mit hoher Abhängigkeit von Umweltfaktoren, sollte man lediglich von einer Überprüfung oder einem Screening sprechen. Unter den Bedingungen einer Frühreha-Station und eines multimodal beeinträchtigten Patienten wird mit dem **E**arly **R**ehabilitation **B**edside **S**creening **E**quipment **(ERBSE)** ein Verfahren empfohlen, das vertraute Alltags-Handlungs-Sets bietet und sich den jeweils vorliegenden Defiziten des Patienten mittels „Downgrade"-Varianten anpasst.

Die gängigen Beurteilungsskalen für die erste Phase der Rehabilitation, wie das Instrument zur Differentialdiagnostik von Bewusstseinsstörungen (IDB: Maurer-Karatupp, 2010) oder die Coma-Recovery-Scale (CRS-R: Giacino & Kalmar, 2006) ermöglichen eine Beurteilung von Wachheit, Kontaktfähigkeit und Kognition, sind dabei aber relativ abhängig vom Sprachverständnis. Auch das Confusion Assessment Method in Intensive Care Units (CAM-ICU: Vanderbilt University Delirium Research Center, 2009), das speziell für die Messung des kognitiven Zustands auf einer Intensivstation entwickelt wurde, ist häufig bei neurologischen Patienten auf Intensivstationen noch nicht durchführbar. Häufig wirken Aufgaben mit teilweise abstrakten Handlungsanforderungen wenig vertraut auf die Patienten und führen kaum zu sinnvollen Reaktionen, so dass die Performanz in der Testung oft schlechter als im beobachteten Klinikalltag ausfällt. Diese Skalen ermitteln einen objektiven Testwert und eignen sich daher für Studien oder Verlaufsmessungen. Sie sollen eine erste Orientierung zu den vorhandenen mentalen Ressourcen und Fördermöglichkeiten liefern, erlauben aber wegen der strengen Standardisierung keine Anpassung an den persönlichen Hintergrund und motivationale Faktoren für den Patienten.

Auch ist der Neuropsychologe als Berufsanfänger nach der Universitätsausbildung mit vielen Testverfahren vertraut, die eine Frühreha-Klientel größtenteils überfordern und daher wenig bis gar keine Reaktion provozieren werden. Hier soll das vorliegende Verfahren die Spanne zwischen Beurteilungsskalen und Testung schließen, indem die ERBSE einen Vorlagenkatalog und ein Diagnostik-Schema liefert, anhand dessen die kognitiven Funktionen in dieser frühen Rehaphase strukturiert überprüft werden.

Das Early Rehabilitation Bedside Screening Equipment sieht explizit die Anwendung in den ersten Tagen nach Aufnahme auf der Intensivstation oder Frührehabilitations-Abteilung vor. Es sollen möglichst früh Wahrnehmungseinschränkungen und Fördermöglichkeiten bestimmt werden, um dem interdisziplinären Team erste Ansätze zur effizienten Arbeit mit dem Patienten zu liefern. Das Vorgehen beim Screening baut auf einer eingehenden Hypothesenbildung auf: Vor dem Ersttermin sollte die Diagnose des Patienten bekannt sein und **läsionsspezifische Hypothesen** möglicher kognitiver Defizite aufgestellt werden. Hierzu sollten – falls vorhanden – auch Bildgebung und andere Diagnostik-Resultate berücksichtigt werden. Erst nach einer ausführlichen Aktenschau sollten die Diagnostik-Hypothesen notiert werden, um sich bei den folgenden Terminen zu strukturieren und organisieren.

Nach dem ersten Schritt der läsionsspezifischen Hypothesen gilt es im zweiten Schritt, die Kontaktfähigkeit des Patienten abzuklären. Hierbei wird primär versucht, eine zuverlässige Kommunikation zu etablieren. Der sich aus der Verhaltensbeobachtung und Kontaktaufnahme ergebende optimale **Antwortmodus** dient für die nächsten Termine als primäre Reaktionsart (Hinsehen, Ja-Nein-Code, Zeigen, Schreiben, Sprechen, …).

Erst nach Etablierung einer eindeutigen Reaktion wird in den folgenden Terminen das eigentliche Leistungs-Screening mittels ERBSE durchgeführt. Hierbei variiert die Materialauswahl je nach Leistungsfähigkeit des Patienten innerhalb der leitenden diagnostischen Fragestellung.

Stets sollte zu Beginn einer diagnostischen Aufgabe der jeweils erforderliche Antwortmodus anhand einfacher Anforderungen etabliert werden, damit der Patient in die Handlung findet und weiß, was das Ziel seiner Aktionen ist (Sortieren, Abzählen, Suchen, Einräumen oder Kopieren). Nur wenn eine eigenständige Handlung auf einfachem Niveau gelingt, können Probleme bei Steigerung des Schwierigkeitsgrads im Screening oder durch Wechseln zum Diagnostik-Material auf defizitäre Hirnleistungen hinweisen – dieser Rückschluss wird erst zulässig, wenn nach Rückkehr auf ein einfacheres Niveau die Performanz wieder möglich wird, wenn also nicht konfundierende Faktoren, wie Müdigkeit oder Vergessen des Handlungsziels, ursächlich für die beobachteten Probleme waren. So sollten z. B. vor Aufgaben, wie dem Abzeichnen der Vorlage „Sternfisch", zuerst anhand einfacher Formen (Dreieck, Quadrat) geklärt werden, wie die motorischen Fähigkeiten sind, und dem Patienten vermittelt werden, dass es im Folgenden um das Abzeichnen einer Figur geht. Hat der Patient dann mit dem Screening-Material Probleme, sollte abschließend erneut die zuvor korrekt bearbeitete Antwort-Modus-Bedingung wiederholt werden, um eine Aussage zu ermöglichen, ob das Problem am Screening-Inhalt lag oder die Fehler als reine Ermüdungsanzeichen zu werten sind.

Die einzelnen Diagnostiktermine haben das Ziel, Aussagen über basale Wahrnehmungs- und Exekutiv-Funktionen zu treffen. Dazu wird das Material ausgewählt, das ein Screening dieser Bereiche unter Kompensation weiterer bestehender Defizite realisiert oder die aktuellen Handlungseinschränkungen des Patienten vermeidet. Es gibt zu jeder Fragestellung und Standard-Aufgabe eine Downgrade-Variante, die im Folgenden jeweils kursiv in gelben Kästen angegeben wird. Diese Downgrades versuchen ein Screening der betreffenden mentalen Funktionen auf einfacherem Niveau zu ermöglichen.

2. Grundlagen der ERBSE

Voraussetzung jeglicher diagnostischen Untersuchung ist ein selbständiges Handeln des Probanden. Daher ist das Material der ERBSE so gewählt, dass selbst kognitiv schwerst beeinträchtigte Patienten zumindest die Downgrade-Varianten der Aufgaben bearbeiten können. Erreicht wird dies durch eine niedrige Schwierigkeit der Verhaltensproben und eine hohe Offensichtlichkeit der Anforderung. Handeln gelingt dieser Klientel nur bei ausreichend Zeit, hoher Vertrautheit mit dem Material, Verfügbarkeit von Handlungsskripten und einer zielführenden Motivation. Dementsprechend bietet die ERBSE Aufgaben (Sets) zu alltagsnahen Tätigkeiten, die im Kliniksetting sinnvoll und situationsentsprechend sind: Es werden Kalenderblätter betrachtet, Postkarten an die Angehörigen geschrieben oder mit echtem Geld, einer Uhr oder einem Würfel gearbeitet. Die Tätigkeit hat Alltagsrelevanz und wird nicht als Testung von Funktionen, sondern als gemeinsame Bearbeitung einer anstehenden Fragestellung oder Aufgabe angeboten.

2.1 Inhaltliche Vorgaben

Die International Classification of Functioning, Disability and Health (ICF, 2012) der World Health Organization (WHO) betont die Wichtigkeit von Alltagsnähe und Teilhabeorientierung bei therapeutischen Ansätzen. Entsprechend arbeitet die ERBSE mit vertrauten Handlungssets aus dem normalen Alltag.

Da die Patienten häufig nur für kurze Zeit reagieren und sich mental nicht flexibel auf verschiedene Anforderungen umstellen können, wird pro Set nur wenig Material genutzt, um die verschiedenen Funktionen zu überprüfen bzw. zu beobachten. Auch bleibt der Antwortmodus (Zeigen, Wegstreichen, Sortieren, Nachfahren, …) in jedem Handlungsset konstant, selbst wenn die Schwierigkeit innerhalb der Aufgabe reduziert werden muss. Eine formelle Standardisierung der Untersuchung besteht insofern darin, dass der Untersucher mit zunehmender Routine eine derart hohe Vertrautheit mit dem Material entwickelt, dass er Probleme der Patienten im Umgang mit demselben auf deren spezifische Hirnschädigung zurückführen kann.

Die oft nötige individuelle Anpassung der eigentlichen Aufgabe orientiert sich an den bestehenden Behinderungen und ist insofern erlaubt, als das Ziel der Untersuchung nicht verändert wird. So kann es sein, dass je nach Mitarbeitsfähigkeit der Patienten bei der ERBSE dieselbe Funktion mit unterschiedlichen Aufgaben erhoben wird, die aber doch alle ähnliche Bearbeitungsweisen erfordern. Häufig ist das Material so gestaltet, dass offensichtliche Defizite, wie beispielsweise ein visueller Neglect, nivelliert werden, indem die betreffenden Items für eine andere Fragestellung untereinander präsentiert werden.

Alle sprachlichen Items wurden mit einer mittleren Worthäufigkeit (Rating 11–15) ausgewählt, so dass sie nicht zu einfach erraten werden können, aber auch nicht zu selten und damit schwer zu verarbeiten sind (Wortschatz Uni Leipzig, 2015).

Es wird versucht, möglichst valide Aussagen aus wenigen Verhaltensbeispielen der Patienten zu ziehen, da Reaktionen in dieser frühen Phase oft mühsam zu provozieren und kaum stabil zu reproduzieren sind. Wichtig ist die genaue Beobachtung von Emotion und Verhalten (Mimik), um weitere Rückschlüsse auf die kognitive Verarbeitungsstufe zu gewinnen.

Auch wenn das generelle Vorgehen im Folgenden sehr exemplarisch dargestellt wird, sollte stets eine Berücksichtigung der individuellen Reaktionen des Patienten erfolgen. So hat die Erfahrung zwar gezeigt, dass die meisten Patienten auf einfach formulierte, verständliche Informationen zu ihrer Diagnose („Was ist passiert?") interessiert bis indifferent reagieren, selbst wenn es sich um für Hirngesunde dramatische Ereignisse wie Autounfälle oder Hirnblutungen handelt. Dennoch kann es aber Patienten geben, die darauf mit Stress und Angst reagieren – hier ist die Empathie und genaue Verhaltensbeobachtung von Seiten des Untersuchers gefragt, um rechtzeitig abzuschätzen, wie viel Information der Patient aktuell verarbeiten kann oder ob er dadurch emotional überfordert wird. Selbst schwer beeinträchtigte Patienten können befragt werden, ob sie gewisse Informationen erhalten möchten oder wie ihr Befinden bzw. die Schmerzstärke auf einer Skala aktuell ist. Es hat sich gezeigt, dass auch eine 10-Punkte-Skala für Schmerzempfinden von Frühreha-Patienten verstanden wird und sie ihre subjektive Schmerzstärke damit effizient angeben können.

2.2 Formale Konzeption

Die ERBSE ist keine Testbatterie und auch keine Modulsammlung, sondern ein Untersuchungsleitfaden mit Vorlagenkatalog, der eine systematische und hypothesengeleitete Auswahl der einzelnen Aufgabenblätter erfordert. Es werden keine Scores erhoben, sondern die Beobachtungen deskriptiv notiert und lediglich mittels (+) und (-) Markierungen beurteilt, ob eine Leistung zum jeweiligen Untersuchungszeitpunkt sicher erbracht werden konnte oder eindeutig nicht vorlag. Für die erforderlichen Fähigkeiten hat die gesunde Normalpopulation einen Deckeneffekt, da die Handlungen bei intakter sensorischer Verarbeitung und alltagstauglichem Gedächtnis keinerlei Probleme bereiten. Die Struktur der ERBSE sind Handlungs-Sets, die jeden Termin inhaltlich auf ein Diagnostikziel hin definieren. Es handelt sich um alltagsnahe Untersuchungs-Settings zur systematischen Erhebung der grundlegenden kognitiven Fähigkeiten (visuelle Wahrnehmung, Kommunikation, Gedächtnis, Auffassung, Exekutive, Konzentration). Instruktionen werden verbal oder durch Vormachen gegeben, aktivierende Hilfestellungen und geführte Handlungen sind in der Instruktionsphase erlaubt. Gelingt einem Patienten das selbständige Fortführen der Aufgaben nicht, wird die Aufgabe dennoch mithilfe des Untersuchers zielführend beendet. Dann wird zur gleichen Fragestellung ein „Downgrade"-Material innerhalb desselben Sets angeboten.
Fragestellungen können jeweils nur verifiziert werden. Bei fehlender Reaktion oder fehlerhafter Ausführung können sich je nach Hypothese über den Grund der mangelnden Performanz neue Fragestellungen und eine neue Materialauswahl ergeben (Hypothesenketten).

Ersttermin

Bei der ersten Begegnung macht sich der Untersucher mit dem Patienten vertraut. Hier sollte besonderes Augenmerk auf eine einleitende Kontaktphase gelegt werden, mit der die Ausrichtung des Patienten auf den Untersucher verbessert werden kann. Dies geschieht durch klare Ansprache, angemessene Berührung, Optimierung der Positionierung in Bett oder Rollstuhl, Vorstellen des Untersuchers und Einladen zur Mitarbeit. Der Ersttermin dient stets der Beurteilung der Kontaktfähigkeit des Patienten. Es wird überprüft, ob es bereits einen stabilen Kommunikationscode gibt bzw. an der Etablierung eines sicheren **Antwortmodus'** für das folgende Screening gearbeitet. Hierzu werden die psychomotorischen Fähigkeiten des Patienten ausgetestet und das gezeigte Kommunikationsverhalten grob beurteilt.

Es kann vorkommen, dass der Patient noch minimal responsiv ist und / oder motorisch zu keiner kontrollierten Bewegung fähig. Dann folgt eine Basale Stimulation und Beobachtung von Reaktionen auf Ansprache und Berührung. Besondere Beachtung sollte auf Augenbewegungen gelegt werden; hier lässt sich häufig ein Ja-Nein-Code über Lidschluss oder Blickbewegungen auf den entsprechenden Begriff (horizontal oder vertikal, je nach Augenmuskelparesen oder Neglect) etablieren und über Übungsfragen bestätigen. Auch lässt sich klären, ob verbale Reaktionen genutzt werden können und wie Wachheit und Antrieb beschaffen sind. Im Erstkontakt stellt der Therapeut sich primär vor und überprüft, wie der Patient Ja-Nein signalisiert, und ob er z. B. einen Stift führen kann oder auf etwas zeigen. Je nach Mitarbeitsfähigkeit kann sich Set 1 direkt anschließen, sonst kündigt der Untersucher den nächsten Termin für den Folgetag an.

Set 1

Set 1 ist die *Kalender-Aufgabe* und soll eine Aussage über **visuelle und sprachliche Fähigkeiten** ermöglichen. Diese beiden Funktionen sind grundlegend für die Mitarbeit und gleichzeitig durch größere Hirnläsionen am häufigsten gestört. Dem Patienten wird seine Situation grob erläutert, die vorhandenen Zugänge („Schläuche") und Maßnahmen erklärt und ein Kalender mit diesen Kerninformationen im Zimmer deponiert, wenn visuelle Hilfen vom Patienten nutzbar sind. Ziel von Set 1 ist es also zu beurteilen, ob der Patient Material sehen, Bilder und Ziffern erkennen, Sprache verstehen und selbst benutzen kann.

Set 2

Set 2 ist die *Postkarten-Aufgabe* und erhebt die Bereiche **Gedächtnis und Visuokonstruktion** bei Kulturtechniken mit Elementen wie Schrift, Briefmarke, Geld und Uhr. Dieser Diagnostiktermin sollte möglichst am Folgetag nach Set 1 stattfinden, um zu überprüfen, ob Fakten vom Vortag erinnert werden und Material wiedererkannt wird. Je nach Leistungsfähigkeit des Patienten kann sich Set 2 über mehrere Termine erstrecken.

Set 3: Folgetermine

Die *Folgetermine* folgen keinem festen Ablauf, sondern konzentrieren sich auf die jeweiligen Fragestellungen, die sich aus der Verhaltensbeobachtung und der Performanz in Set 1 und Set 2 ergeben. Dem Patienten werden die jeweiligen Screenings als Trainings für einzelne Hirnleistungen vermittelt, um auch weiterhin keine Testängstlichkeit und Überforderungsgefühle aufkommen zu lassen.

2.3   Praktische Durchführung

Ziel der vorliegenden Materialsammlung ist es, mit einfachen und meist selbsterklärenden Vorlagen ein erstes Leistungsscreening durchführen zu können, um grundlegende Aussagen über die aktuelle Mitarbeitsfähigkeit zu treffen und damit Förderansätze für die individuelle Therapie zu finden.
Es handelt sich um alltagsnahe Handlungen, die der Patient intuitiv versteht, bzw. für die er Skripte und Vorwissen hat. Die meisten neuropsychologischen Kollegen werden bei ihren Erstterminen bereits ähnlich vorgehen, finden aber hiermit eine bewährte Vorlagen-Sammlung in digitalisierter Form, die sich rasch vervielfältigen lässt und praktikables Material für die Frührehabilitation kompakt bündelt.

Bei den Items wurde darauf geachtet, dass auch bei tracheotomierten Patienten ohne Sprechkanülen das Lippenlesen – falls Aufschreiben oder Tippen nicht gelingt – durch die Auswahl der Wörter erleichtert wird. So ist beispielsweise eine „Fünf" oder „Sieben" anhand der Lippenbewegungen besser zu erkennen als „Eins" versus „Acht".

Um die Untersuchung für die Patienten möglichst kurz zu halten, erheben manche Items mehrere Aspekte simultan (wechselnde Schriftgröße beim Erheben der Lesefähigkeit, Exploration und Sprachverständnis bei Suchvorlage, Raum und Exekutive beim Tangram). Essentiell wichtig ist es, dass man dem Patienten viel Zeit lässt zu reagieren. In der akuten Frühreha-Phase kann es durchaus über 15 Sekunden dauern, bis eine Reaktion erfolgt. Hier sollte man als Berufsanfänger eine große Portion Gelassenheit und Zeit für die Erstdiagnostik einbringen – und anfangs auch mit Blick auf eine Stoppuhr abwarten, um ein Gespür für die beim Patienten nötigen Reaktionszeiten zu bekommen.
Ablenkungen im Untersuchungszimmer sind unbedingt zu vermeiden. Viele Patienten können im ruhigen Setting aktiv werden, sobald aber ein zweiter Reiz die Aufmerksamkeit abzieht, ist keine Verarbeitung von Instruktionen mehr gegeben bzw. kann von ihnen kein Handlungsimpuls mehr generiert werden, weil keine Aufmerksamkeitsteilung gegeben ist.
Deshalb sollte so wenig wie nur irgend nötig während der Aufgaben gesprochen werden. Im Manual wird zwar alles sehr ausführlich formuliert, dies soll mehr der Verdeutlichung des Vorgehens für den Erstanwender des Screenings dienen, denn als zwingende Instruktion gesehen werden. Speziell bei Sortier-Aufgaben genügt oft schon die Aufforderung: „Schauen Sie mal zu." – „Und jetzt Sie!"
Wenn eine Mobilisation und damit Untersuchung in einem ruhigen Zimmer noch nicht möglich ist, sollte das Bedside-Screening zeitlich günstig geplant sein. Hierzu kann man die therapiefreie Zeit des Zimmernachbarn abpassen oder die Pflege fragen, wann bei diesen Patienten keine medizinischen Maßnahmen vorgesehen sind. Auch die stets zum ungünstigsten Zeitpunkt durch Alarme störende PEG-Pumpen oder Monitore können je nach Situation vermieden werden (fast leeren Nahrungsbeutel vorsorglich wechseln oder, falls medizinisch vertretbar, Nahrung für die Zeit der Untersuchung pausieren bzw. Pulsoxi-Sonde an den Finger der nicht benutzten Hand stecken).

Im Folgenden wird ein exemplarischer Screening-Durchlauf skizziert für den optimalen Fall, dass der Patient die Aufgaben auf Alltagsniveau bewältigt. Dieser Fall wird eher selten zutreffen, vielmehr werden die meist nötigen Anpassungen und *Downgrades* jeweils kursiv in gelben Feldern angefügt. Eine derartige Reduktion des Schwierigkeitsgrades oder Überprüfung weiterer Handlungsaspekte ist immer dann nötig, wenn ein Patient die Aufgabe nicht ohne Hilfestellung allein bewältigt und neue Hypothesen über die bestehenden Defizite aufkommen.

3. Diagnostik-Schema der ERBSE: Manual

Es wurde ein Transkript des Untersuchungsverlaufs versucht, um Berufsanfängern eine Idee des Ablaufs einer Sitzung zu geben, da die bloße Materialsammlung wenig Anhaltspunkte für die verschiedenen Einsatzmöglichkeiten gibt. Die Wortwahl ist nicht zwingend, da die ERBSE nur ein Screeningverfahren ist. Der Wortlaut dient als Orientierung und sollte stets an die Sprachverarbeitungsfähigkeit und Informationsbewältigung des Patienten angepasst werden.

Die einzelnen Sätze sind Vorschläge und sollen das diagnostische Vorgehen skizzieren. Im Einzelfall wird die Sitzung davon aber auch deutlich abweichen. Da in der Frührehasituation sehr häufig Probleme beim idealen Ablauf auffallen dürften, wird an den jeweiligen Stellen auf alternative Aufgaben verwiesen, mit denen die Ursache für Fehler oder Nullreaktionen bestimmt werden kann.

*Generell nötige **Downgrades** bei schwerst kognitiv beeinträchtigten oder motorisch hochgradig behinderten Patienten sind kursiv in gelben Flächen gesetzt.*

Merke: innerhalb eines Sets sollte die Fragestellung des jeweiligen Termins konstant bleiben, das Material wird an die Fähigkeiten des Patienten angepasst.

Ersttermin: beurteilt Kontaktfähigkeit, Mitarbeits-Modus, Ja-Nein-Kommunikation.

Set 1 „Kalender" erhebt die sprachlichen und visuellen Fähigkeiten.

Set 2 „Postkarte / Geld / Uhr" dient der Überprüfung der mnestischen und visuokonstruktiven Fähigkeiten im Rahmen alltäglicher Kulturtechniken, die auch bei ausgeprägten Hirnläsionen meist erhalten sind und dann als Orientierungshilfen genutzt werden können.

Set 3 „Übungen" vermittelt dem Patienten seinen Trainings-Schwerpunkt je nach relevantem und verständlich rückgemeldetem Problembereich – der Patient hält die Aufgaben für ein „Hirnleistungs-Training", die Aufgaben erheben aber je nach Fragestellung seine Exekutive, Praxie, Konzentrationsleistung.

Im Idealfall werden Kalender-Informationen und die Versteck-Aufgabe an aufeinanderfolgenden Terminen überprüft (alternativ kann man die langfristige Behaltens-Leistung an einem Vormittag und einem Nachmittag desselben Tages erheben).

3.1   Ersttermin

Es gilt, einen Kontakt zum Patienten herzustellen, einen ersten Eindruck von seiner Mitarbeitsfähigkeit zu bekommen und seinen geeigneten Antwortmodus (Sprechen, Zeigen, Schreiben, Ja-Nein-Code) zu finden. Falls kein sicherer Ja-Nein-Code besteht, muss in den nächsten Sitzungen primär an einer Etablierung der Kontaktmöglichkeiten gearbeitet werden.

Fragestellung:
Kann der Patient
- visuell fixieren
- auf akustischen Reiz reagieren
- auf Berührung gezielt reagieren
- motorische Handlungen ausführen
- kommunizieren

Equipment:
Magnettafel, farbige Magnete, Behälter für Magnete, Boardmarker, Klemmbrett mit Papier und Bleistift, DIN-A4-Blatt, Lichtpointer

Vorlagenblätter:
Ja-Nein, Buchstabentafel, Mensch, 33er-Pack, Zifferngröße

Ablauf:

„Hallo Herr/Frau …, mein Name ist … . Wir haben jetzt einen Termin zusammen."

> Der Untersucher sollte abwarten und beobachten, ob der Patient mit mehr Wachheit oder Zuwendung reagiert. Erneut ansprechen und gegebenenfalls am Oberarm berühren. Je nach Sitzhaltung oder Bettlage eine Optimierung der Untersuchungssituation versuchen: Fixierungen lösen, Blickkontakt ermöglichen, idealerweise aufrechter Sitz, beide Arme frei, Brille (falls vorhanden) bereitlegen, Hörgeräte einsetzen. Dabei beobachten, wie viele Reaktionen gezielt erfolgen und ob der Patient die Situation erfasst. Freundlich, langsam und angemessen laut sprechen – die Kontaktaufnahme soll einladend sein.

„Ist das für Sie so bequem? Können Sie mich gut sehen? Dann fangen wir an."

„Ich bin Herr / Frau … . Ich bin hier in der Reha Ihre TherapeutIn. Wie geht es Ihnen denn heute?"

„Wie gut können Sie sich denn schon bewegen?"

> Der weniger beeinträchtigte Arm soll gefunden, die Einsatzfähigkeit für Greifen oder Schreiben beurteilt werden. Bei motorisch stark eingeschränkten Patienten, die zu schwach oder paretisch sind, wird eher über Blickbewegungen und verbale Reaktionen gearbeitet. Bei Patienten mit akinetischem Mutismus oder zumindest motorischer Restfunktion kann man die Magnettafel (Magnet in Grün oben, Rot unten) anbieten.

„Schauen Sie bitte auf Grün. Und wo ist Rot?" bzw. „Geben Sie mir mal den grünen Magneten."

Die Farbauswahl ist bzgl. möglicher Rot-Grün-Blindheit nicht optimal, dient aber der Anbahnung von Ja-Nein-Tafeln, wenn sonst kein Ja-Nein-Code zu etablieren ist (ansonsten ist Rot-Gelb die bei Sehproblemen am besten unterscheidbare Kombination).

„Wie geht es denn mit dem Sprechen? Sagen Sie mir bitte Ihren Vornamen?"

Falls freie Rede spontan nicht gelingt, Vornamen nennen, bestätigen lassen und dann zum Nachsprechen auffordern.

„Sie heißen ..., stimmt das? Sagen Sie mal ganz deutlich ... ."

Falls Ja signalisiert wird und motorisch keine schweren Beeinträchtigungen vorliegen, sollte das Schreiben versucht werden.

„Können Sie mir Ihren Namen aufschreiben?", „Schreiben Sie bitte ..."

Bei minimal bewussten Patienten (MCS) wird ein Ja-Nein-Signal gesucht:

„Wie können Sie denn ‚Ja' sagen? Können Sie nicken?"

Modell sein, evtl. imitiert der Patient. Gleiches gilt für Kopfschütteln. Ist das nicht möglich, wird ausgetestet, ob andere Reaktionen als Kommunikationssignal dienen können.

„Es ist noch schwer für Sie, sich mitzuteilen. Können Sie mir die Hand drücken?"

Falls das gelingt, kann z. B. der Händedruck als Ja-Signal etabliert werden. Wenn einzelne Fingerbewegungen möglich sind, hat sich „Daumen-hoch" für Ja und „Zeigefinger strecken" für Nein bewährt.

Falls nur Augenbewegungen möglich sind mit Vorlage „Ja-Nein":

„Schauen Sie, hier ist eine Blatt. Oben steht JA, unten NEIN. Schauen Sie jetzt auf JA."
„Schauen Sie auf das grüne JA." „Schauen Sie nach oben."

Wenn keine Reaktion erfolgt, wird auf das Wort getippt, um zu überprüfen, ob zumindest die Augenbewegung ausgeführt wird. Ein paar Versuche mit Aufforderungen zu Ja- oder Nein-Blickbewegungen, dabei Prompting „hoch für JA" – „runter für NEIN". Wenn dies nicht zu funktionieren scheint, auch sonst keine gezielten Augenbewegungen oder Reaktionen ersichtlich werden, dann kann Händedruck als interaktive Reaktion mittels basaler Stimulation an der motorisch besseren Hand zu stimulieren versucht werden.

„Jetzt habe ich viel geredet. Lassen Sie uns ein wenig ihre Arme bewegen.
Machen Sie mit?"

Basale Stimulation, geführte Bewegungen mit der besseren Hand am Oberkörper, evtl. auch Gesicht – repetitive Abläufe und beobachten, ob Übernahme durch den Patienten erfolgt?

„Wir fahren zum Ellenbogen /zum Handgelenk /zurück zum Ellenbogen /ganz hoch zur Schulter /bis ans Kinn,..."

„Können Sie mir meine Hand bitte drücken. Drücken Sie mal fest zu."

Dann kann dies etwas eingeschliffen werden und beim nächsten Termin nochmal versucht werden, ob Händedruck für „Ja" genutzt werden kann, bzw. ob der Patient diesmal mehr Eigenaktivität zeigt.

Bei Patienten, die beim Ersttermin nicht kommunizieren und wenig visuellen Blickkontakt halten (Aphasie, Blindheit), aber motorisch nicht massiv eingeschränkt sind, kann mittels der Magnettafel das Sortieren nach oben-unten genutzt werden, um die Mitarbeitsfähigkeit und Ausrichtung auf das Material zu beurteilen. Gelingt es nicht, Rot nach unten und Grün/Gelb nach oben zu schieben, so können die Magnete durch Abpflücken und in die Box Legen (notfalls geführt mit Animieren zur Übernahme) wieder weggeräumt werden, um zumindest die visuelle Ausrichtung auf das Material zu beurteilen.

Bei **kognitiv fitten** Patienten, die motorisch maximal eingeschränkt sind (Tetraparese mit Beatmung), wird sich das Ja-Nein-Signal meist über Augenbewegungen oder Lidschluss anbieten und rasch eindeutig abrufbar sein. Kommunikation erfolgt hier über Buchstabentafeln. Nun sollte vor der Erklärung der Buchstabentafel zuerst der Visus abgeschätzt werden, um Frustrationen zu vermeiden. Hierzu kann man 5 Ziffern der Vorlage „33er Pack" untereinander auf die Tafel fixieren und bitten, auf die jeweilige Ziffer zu blicken. Der geübte Untersucher kann anhand der Augenbewegungen sehen, welche Ziffer betrachtet wird. Der Anfänger sollte die 5 Ziffern in den 4 Ecken und der Mitte der Tafel fixieren, da die Augenbewegungen so eindeutiger sind. Er läuft dann allerdings bei Neglect-Symptomen Gefahr, dass Ziffern auf einer Seite nicht gefunden werden.

Zur genaueren Visusbestimmung, um also die vom Patienten auf Armlängendistanz noch lesbare Schriftgröße benennen zu können (weil z. B. später die Bedienung eines Schreibprogramms mittels Augensteuerung am PC angebahnt werden soll), bietet sich anschließend die Vorlage „Zifferngröße" an. Falls eine Brille vorhanden ist, sollten die Patienten mit und ohne Brille getestet werden. Um Zeit zu sparen, beginnt man mit kleinen Zahlen (4, 5, 6) und passt bei Problemen die Größe nach oben hin an (7, 12).

„Ich möchte sehen, welche Größe der Zahlen sie noch erkennen können. Hier auf dem Blatt sind viele Zahlen. Wo steht eine 6?"

„Schauen Sie jetzt bitte auf die ..."

Mit etwas Routine lässt sich gut ablesen, ob die Augenbewegungen korrekt ausgeführt werden, der Patient also die Ziffern in verschiedenen Größen noch erkennen kann. Bei ausgeprägtem Neglect ist diese Vorlage nicht sinnvoll zu nutzen. Für diese Patienten wird aber auch die Kommunikation mittels Buchstabentafel nicht gelingen – hier sollte bei fehlender Sprechfunktion der Trachealkanüle falls irgend möglich auf Schreibblock und Stift hingearbeitet werden.

Bei Hinweis auf Einschränkungen von Gesichtsfeld oder Augenbeweglichkeit kann mittels Lichtpointer hinter einem im Querformat vor den Patienten gehaltenen DIN-A4-Blatt ein erstes Screening erfolgen. Dazu wird der Pointer ausgehend von der Mitte zu den vier Ecken des Blattes geführt bzw. die vertikalen und horizontalen Blickfolgebewegungen überprüft.
„Schauen Sie bitte auf das Licht."

Können die 33er-Pack Zahlen gut erkannt werden, ist die Vorlage „Buchstabentafeln" in gleicher Größe also zu lesen. Vorsichtshalber sollte das Lese-Sinn-Verständnis vor den Buchstabier-Übungen ebenfalls überprüft werden. Hierzu kann man Wörter von Körperteilen der Vorlage „Mensch" untereinander oder in den Ecken der Magnettafel fixieren (Backe, Wimpern, Schienbein, Nacken, Kniekehle) und den Patienten bitten, auf die jeweiligen Begriffe zu blicken.

„Schauen Sie mal, wo steht denn Wimpern? Und Kniekehle? Und Nacken?"

„Jetzt zeige ich auf ein Körperteil. Wo steht das passende denn?"

Von motorisch fitteren Patienten können die Kärtchen mit den Begriffen der Körperteile auf die Vorlage „Mensch" an die passenden Stellen gelegt werden, oder es kann gezeigt werden, welchen Körperteil der Schriftzug beschreibt. Gelingt das Lese-Sinn-Verständnis (LSV) nicht, kann mit demselben Material durch Vorlesen das auditive Sprachverständnis (ASV) überprüft werden.

Bestehen beim Patienten motorisch oder verbal keine gravierenden Einschränkungen, und lässt die Wachheit und Ausdauer sowie die Untersuchungszeit noch mehr zu, kann bereits beim Ersttermin zu Set 1 übergegangen werden.

3.2 Set 1: Kalender

Inhalt des Sets sind die Besprechung von Kalenderdaten und die Situation des Patienten. Die Vorlage Kalender ist bewusst optisch nicht zu einfach gestaltet, um bei Einschränkungen die jeweiligen Defizite auch zu bemerken. Die Informationen zu Ort, Zeit, Situation und Rehabilitationsinhalten werden nicht als bereits bekannt vorausgesetzt. Die Erfahrung hat gezeigt, dass selbst kognitiv nicht beeinträchtigte Patienten das wiederholte Nachfragen zu diesen Orientierungs-Fakten im stationären Setting erwarten und nicht negativ darauf reagieren.
Falls der Patient z. B. durch Beatmung und Tetraplegie weder verbal noch schriftlich antworten kann, sind die verwendeten Ziffern oder Begriffe evtl. von den Lippen abzulesen oder die Blickbewegungen auf dem Kalenderblatt zu verfolgen. Bei der Information über Datum und Reha-Grund ist zu beobachten, wie der Patient reagiert und welche Fakten man auf dem Kalender notiert. Er wird darauf hingewiesen, dass man die Daten beim nächsten Termin wieder erfragen möchte. Auch wird der Kalender sichtbar deponiert, um beim nächsten Termin zu erfragen, ob im Raum bereits ein Kalender hängt und wo dieser sich befindet.

Fragestellung:
Kann der Patient
- sehen und finden
- Schrift verstehen
- Sprache verstehen und antworten
- Ziffern und Mengen verstehen

- Altwissen abrufen   ▪ Objekte und Bilder erkennen
- Handlungen selbständig beginnen und aufrechterhalten über ? Minuten

Equipment:
2 Textmarker (hell, dunkel), Bleistift, Daten des Patienten (Geburtsdatum, Adresse, Diagnose, Zeitverlauf, etc. schriftlich als Gedächtnisstütze für den Therapeuten), Klebestreifen, Magnettafel mit Box für Farbmagnete, farbigen und Punkte-Würfel mit Box

Vorlagenblätter:
Kalender, Motive (DIN-A3), Ziffern, Würfel-Zahl, Würfel-Farbe

Ablauf:
Je nach Reaktionsfähigkeit des Patienten werden die Fragen im Dialog bearbeitet, sonst erklärt der Therapeut die Fakten. Bei mutistischen oder MCS-Patienten ist der Ablauf anfangs beim Kalenderblatt derselbe, hier ist die Verhaltensbeobachtung von Blickbewegungen (Hinschauen bei Erwähnen oder Deuten), Mimik (Überraschung, Betroffenheit, Ratlosigkeit) oder Tonusveränderungen besonders relevant.

„Hallo Herr/Frau … . Mein Name ist … . Ich war schon mal bei Ihnen. Wir haben heute wieder einen Termin.“

Wieder optimale Untersuchungssituation gestalten, freien Raum oder Arbeitsfläche bieten (Nachtschränkchen, Rollstuhltisch, Magnettafel), Brille etc. aufsetzen, …

„Sie sind ja bei uns zur Reha. Das hier ist eine Klinik, und Sie sind Patient. Schauen Sie mal, ich habe einen Kalender für Sie dabei. Finden Sie das Bild von der Klinik?“

Entweder zeigt der Patient auf die Vorlage oder er blickt hin oder liest sogar vor.

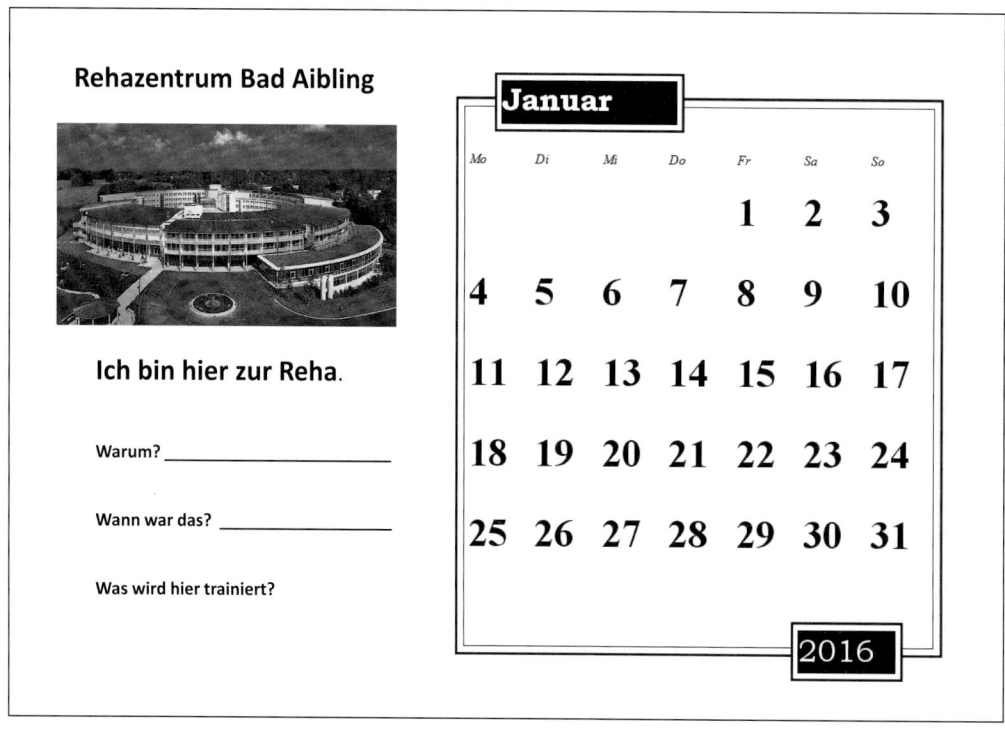

„Hier ist ein Bild von der Klinik, in der wir sind. Und hier steht der Ort. Lesen Sie mal vor?"

Der Untersucher sollte beobachten, ob das Bild links gefunden wird (idealerweise in Farbkopie) und bei deutlichen Problemen der Exploration so knicken, dass nur die Kalenderseite bzw. Infohälfte sichtbar ist. Den Ort hell farbig markieren und vorlesen lassen – falls der Patient passend reagiert.

„Da ist ein Foto von der Klinik. Wir sind eine Reha. Da bekommt man eine Therapie."

Abwarten, wie die Reaktionen sind. Beobachten, ob Verständnis, Überraschung, Interesse, …

„Hier steht der Monat." „Was haben wir denn für einen Monat? Lesen Sie bitte vor."

Den Monat notfalls nochmal zeigen, mit dem hellen Textmarker markieren.

Bei Patienten, die bis jetzt keine Reaktion gezeigt haben, auch keine eindeutigen Blickbewegungen zur Schrift oder zu den Bildern gemacht haben, wird ein Nachsprechen versucht.

„Wir haben Januar. Sagen Sie mal ‚Januar'!"

Das Nachsprechen durch eine auffordernde Berührung am Oberarm oder Hand „anstupsen", wenn das hilfreich erscheint.

*Wenn wie beim Ersttermin wieder **keine eindeutige Reaktion** erfolgt (bzw. wenn der Patient nicht sprech- und bewegungsfähig ist), dann wird zusätzlich der Tag des heutigen Datums farbig markiert.*
„Lesen Sie mir die Zahl vor?" – „Wo steht denn die X?"

Bei Nullreaktionen endet die Kalenderbesprechung mit dem Eintragen des Datums „Und heute ist der …".
„Den Kalender hänge ich Ihnen hier an die Wand, dann können wir immer die Tage anstreichen, an denen Sie schon Therapie gemacht haben."

Hier wird mit dem Downgrade „Würfel" fortgefahren, um das Set „Zahlen" für den Patienten beibehalten zu können (s. u.).

Bei bis zum Monat unauffällig kommunikationsfähigen Patienten fährt man fort mit:

„Welches Datum ist wohl heute? Heute ist der … . Malen Sie mir den mal an?"
(Hellen Textmarker reichen)

„Was ist dann heute für ein Wochentag? Lesen Sie mal vor."

„Finden Sie nochmal das Foto von der Klinik?"

„Und was ist Ihnen passiert, dass Sie jetzt hier in der Klinik sind?"

„Seit wann sind Sie denn schon im Krankenhaus?"

Reaktionen beobachten: Wie ist der Informationsstand, die Kontaktfähigkeit, der Blickkontakt, wie erscheint das Sprachverständnis?

„Soll ich Ihnen sagen, warum Sie vorerst hier in der Klinik sind?"

Warten ob das Einverständnis gegeben wird. Wenn der Patient es lieber nicht wissen möchte, dann macht man mit „Was wird hier gemacht" weiter. Sonst nur zur groben Einordnung: „Sie hatten eine/n … (Schlaganfall, Autounfall, Herzinfarkt, Operation, …)." Erst dann erfragen: „Wollen Sie genauer wissen, was da passiert ist?"

Generell hat es sich aber als günstig erwiesen, zumindest grob zu erklären, dass die Verletzung im Kopf stattgefunden hat, da viele medizinische Laien nicht verstehen, was ein Schlaganfall ist. Man sollte diese Informationen knapp und undramatisch erläutern, z.B.: „Sie hatten einen Schlaganfall, da ist im Kopf eine Ader zugegangen/eingerissen." / „Sie hatten einen Autounfall, da gab es einen Bluterguss im Gehirn." / „Sie hatten einen Herzstillstand, und jetzt geht das mit dem Bewegen und Denken noch nicht so gut."

„Jetzt sind sie schon wieder stabil, und es geht in der Reha gut voran."

„Was wird denn hier trainiert?"

Falls der Patient noch Zugänge hat, werden diese zumindest basal erklärt:

„Da sind noch einige Schläuche, was machen die?"

Hand ggf. zum Fühlen an die Stellen für Infusionen, EKG-Kabel, TK, PEG, BDK, Pufi, etc. führen und erfragen bzw. erklären, was die Schläuche machen (für Luft, für Urin, für Astronauten-Kost, … möglichst einfache und **positive** Formulierungen verwenden, Patient soll alles als hilfreich erleben – wenn Angst aufkommt, erklären, dass er die Hilfsmittel später nicht mehr benötigt, wenn es weiter so gut vorangeht) – aber auch darauf hinweisen, dass er sich die Informationen merken soll, denn die Fakten werden am nächsten Tag wieder erfragt.

Der Kalender wird aufgehängt und das Screening mit einer visuell-sprachlichen Aufgabe fortgesetzt.

„Jetzt hänge ich den Kalender für Sie auf. Schauen Sie, da steht alles, was wir besprochen haben. Merken Sie sich die Informationen bitte, ich frage Sie nachher nochmal danach."

Der Kalender wird im Patientenzimmer aufgehängt und gezeigt, spätestens am Ende der Sitzung, wenn man den Patienten zurück auf sein Zimmer bringt.

Bei allen Patienten werden am Ende der Stunde die Informationen auf dem Blatt ergänzt/markiert: Warum bin ich hier? Was wird hier trainiert? Dabei kann man prüfen, ob die Eingangsinformation zur Diagnose noch erinnert wird und wie stabil die Orientierung der Patienten ist.

Bei Verdacht auf **Hörminderung** lässt man die Patienten die Ziffern der Vorlage „Ziffern" nachsprechen. Häufig geben speziell ältere Patienten bei Überforderung an, sie würden schlecht hören, wenn tatsächlich die Semantik und das Arbeitsgedächtnis das Problem darstellen. Hier merkt man aber, dass Satzinhalte nicht verstanden werden, egal wie laut man spricht – wobei selbst sehr leise gesprochene einzelne Ziffern korrekt wiederholt werden können. Hilfreich sind bei diesen Patienten dann weniger eine laute Sprache als vielmehr kurze Sätze, Kernwörter und langsames Sprechen.

„Ich möchte schauen, wie gut Sie hören können. Sprechen Sie mir bitte nach." Zahlen vom Vorlagenblatt „Ziffern" vorlesen, dabei Blatt hoch genug halten, so dass die eigenen Lippen verdeckt sind.

Oft wird die Instruktion nicht so rasch verstanden. Hilfreiche Sätze sind dann nach dem Nennen der Ziffer: „Nochmal!" – „Und jetzt Sie."

Teilweise hilft es beim Verständnis, zum Lesen der Zahl auf sich selbst zu zeigen und dann auf den Patienten zu deuten, um so mit auffordernden Kopfbewegungen das Wiederholen zu stimulieren.

Bei Verdacht auf geringe **Sehschärfe** kann man nach Rückmeldung („Ich glaube, Sie sehen die Kalenderzahlen nicht so gut. Wir machen eine kurzen Sehtest.") zur Vorlage „Ziffern" wechseln und beginnend mit der großen Schrift Zahlen und Wörter vorlesen lassen (dabei das Blatt so knicken, dass jeweils nur eine Spalte sichtbar ist – oder in Kärtchen zerschneiden). Kann der Patient nicht vorlesen oder ist Lippenlesen zu schwierig, bietet sich noch die Vorlage „Zifferngröße" an, um auf verbale Vorgabe den Blick auf die entsprechende Zahl zu beobachten. Bei Augenbewegungsstörungen oder Nystagmus nutzt man dagegen eher die Vorlage „Motive" und knickt sie zur Hälfte. Mit den großen Motivkarten lässt sich der Abgleich auf der rechten Bildhälfte erfragen.

„Wo ist das nochmal auf dem Blatt? Zeigen Sie mal."
Vorlegen der großen Bilder von Fisch / Birne / Hubschrauber / Esel / Zigarette

---

Bei **explorativ-eingeschränkten** Patienten (Neglect) kommt die Vorlage „Motive" oder im *Downgrade die Magnettafel* zum Einsatz.

„Wir prüfen, wie gut Sie sehen können. Schauen Sie, hier sind viele Bilder und Kreise."
Hellen Textmarker reichen, mit zweitem dunklen Marker zwei Kreise (links unten, rechts unten) markieren (bei schwerem Neglect die obere Zeile komplett markieren, beginnend in der ipsiläsionalen Hälfte) – je nach motorischer Fähigkeit und Impetus-Problemen bzw. Perseverationstendenz des Patienten nur einen Strich durch den Kreis machen oder einen Punkt hineinsetzen oder ankreuzen oder Rand nachfahren …

„Bitte markieren Sie alle Kreise." – „Wo ist (noch) ein Kreis?" …

Bei stabil interaktiven, aber deutlich **aphasischen** Patienten, die zwar das Material betrachten, aber keine passende Reaktion zeigen, wird dennoch der Kalender besprochen und aufgehängt. Hier stellt man aber weniger Fragen, da sie den Patienten oft unter Stress setzen, wenn er deren Inhalt nicht versteht.

Hier wird versucht, ob der Umgang mit Ziffern gelingt. Die aktuelle Datumszahl soll auf Diktat geschrieben und dann noch die erste Spalte auf dem Vorlagenblatt „Ziffern" abgeschrieben werden, beginnend mit den großen Ziffern.

Gelingt dies nicht, versucht man zur Visusbestimmung noch den Abgleich der Ziffern, mit denen auf der Kalender-Seite.

„Ich zeige auf die 5. Wo ist die 5 am Kalender nochmal?"

Bei Problemen zur weiteren Visusbestimmung zur Vorlage „Motive" wechseln.

Bei **sprachlichen** Auffälligkeiten zur groben Einschätzung des Sprachverständnisses wird die Vorlage „Motive" besprochen:

„Was ist denn das?"

Bilder zu mittlerer Worthäufigkeit benennen lassen: Hase, Ziege, Hocker / bei Problemen häufige Wörter wie Auto, Fisch, Pferd / oder steigern auf Zebra, Ananas, Drachen.

„Wo ist der Briefumschlag?"

„Finden Sie die Ziehharmonika?"

„Wo sind noch Musikinstrumente?"

„Welches Bild ist doppelt?"

„Und wer – sagt man – ist störrisch?"

Bei Patienten mit starker Hörminderung oder Taubheit kann man die Vorlage „Motive / Lesen" für diese sprachliche Überprüfung verwenden.

Wenn die Motive auf verbale Vorgabe nicht gezeigt werden, obwohl Visus und Hörleistung überprüft wurden (Vorlage „Ziffern", Abgleich große Motive auf Vorlagenblatt), könnte das **auditive Sprachverständnis** gestört sein, bei erhaltenem Lese-Sinn-Verständnis. Dazu die Begriffe der Vorlage „Motive / Lesen" vorlegen (am besten einzeln als Kärtchen ausgeschnitten) und zeigen oder anlegen lassen (Fisch, Birne ...) und die schriftlichen Fragen bearbeiten lassen: „Was raucht man?" ... „Wer ist störrisch?"

Downgrade 1 zu Set 1 für Visus und Sprache

Würfel

Wenn der Umgang mit Ziffern schwierig erscheint und Antrieb und Mitarbeit stark reduziert sind, wird eine Ziffer zwischen 1 und 6 auf dem Kalender gesucht und die Würfelaugen-Seite passend gewählt. Dann mit einer anderen kleinen Augenzahl den Patienten das Zeigen auf dem Kalenderblatt versuchen lassen. Nach dem Aufhängen des Kalenders mit einer Ziffernbox die Zuordnung von Zahlen zu Würfelaugen überprüfen:

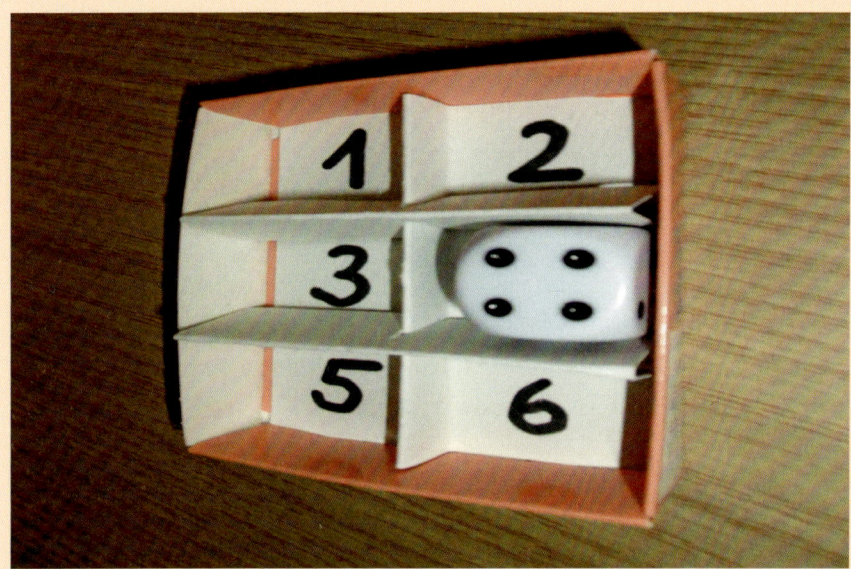

„Würfeln Sie mal!" – „Was ist das geworden?" – „Wo ist die nochmal?" – „Stecken Sie den Würfel passend ins Fach?"

Wenn numerische Angaben zur Augenzahl nicht zugeordnet werden können, kann überprüft werden, ob das Erfassen der Punktemenge gelingt. Dazu die Vorlage „Würfel – Zahl" ggf. auch in die sechs Felder einlegen. Wenn dies auch zu komplex ist, kann innerhalb dieses Reaktionsmodus' mit dem Farbwürfel und mit den sechs Farbfeldern das Zuordnen ohne Ziffern beobachtet werden, um zumindest eine Aussage über mehrschrittiges Handeln treffen zu können – und um unterscheiden zu können, ob das Zuordnen gelingt, obwohl Punktemengen bzw. numerische Werte zum jetzigen Zeitpunkt noch nicht erfasst werden können. Eventuell werden die Punktwerte und Ziffern zwar erkannt, der Ablauf kann aber wegen einer Apraxie gestört sein (Würfeln, in ein Fach Legen). Dann sollte eine alternative Bewegung, wie Zeigen des Fachs oder Aufschreiben der Ziffer versucht werden.

Downgrade 2 für Set 1 für Visus und Sprache

Magnettafel

Wenn die anderen Aufgaben nicht bewältigt werden konnten, wird die Tafel leer vor den Patienten gehalten, er soll seinen Blick danach ausrichten.
„Schauen Sie mal!"
Der rote Magnet wird in die Mitte geklebt und dann nach unten gezogen. Der gelbe wird in die Mitte geklebt und dann nach oben geschoben.

Wieder ein gelber Magnet, diesmal kommentiert mit „Gelb" und beim Raufschieben mit „nach oben".
Dann „Rot – nach unten" mit Kontrolle, ob der Patient zuschaut.

„Jetzt Sie!" – Der rote Magnet wird in die Mitte der Tafel gesetzt. Beobachten, ob der Patient die
Aufgabe übernimmt, den Blick passend wendet, einen Handlungsimpuls hat. Sonst Hand des Pati-
enten zum Magneten führen.

„Zu den anderen roten dazu."

Notfalls geführt bis ans Ziel schieben. Wiederholen mit 4 – 5 weiteren Magneten je Farbe. Versteht
der Patient die Sortier-Aufgabe, kann er sie motorisch ausführen oder durch Augenbewegungen den
Untersucher lenken?

Wenn die Sortier-Anforderung vertikal umgesetzt werden kann (stabiler Antwortmodus), wird die
Tafel horizontal gedreht und untersucht, ob auch hier nach links-rechts sortiert werden kann (als
Überprüfung, ob ein Neglect oder noch nicht bewusster Gesichtsfeldausfall vorliegt).

Zur weiterführenden Abklärung von Konzepterfassung und Sprachverständnis können alle vier Far-
ben in die Ecken sortiert werden. Danach kann gezählt werden, wie viele Magnete sich nun in jeder
Ecke befinden. Ist das passende Ziffernnennen /-schreiben möglich?

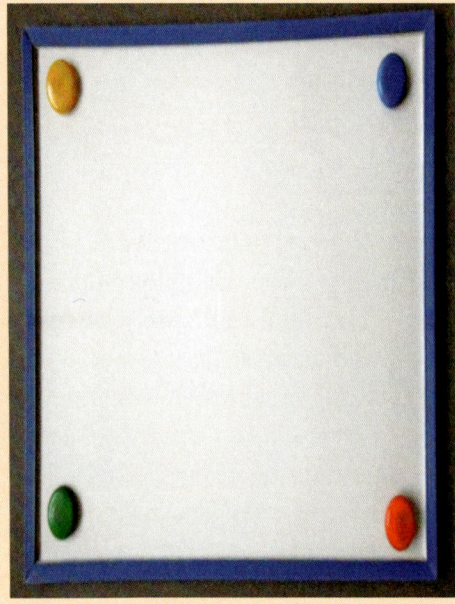

Es kann auch weiter vereinfacht die Exploration untersucht werden, wenn man alle Magnete (idealer-
weise einfarbig) verteilt und den Patienten bittet, sie abzupflücken. Dies ist oft noch möglich, wenn
die Durchstreich-Kreise nicht bearbeitet werden können.

„Geben Sie mir alle Magnete in die Box?!"

Bei Patienten, die bisher keine gezielte selbständige Handlung vollziehen konnten, ist zumindest
das Einräumen der Magnete in eine Box meist noch möglich, so dass zumindest über visuelle Explo-

ration, Handlungstempo, -impuls und Konzentrationsspanne eine erste Aussage getroffen werden kann.

Wenn die Magnettafel-Aufgabe nicht gelingt, wird am Folgetag erneut mit Kalender und Tafel begonnen und dabei beobachtet, ob ein Wiedererkennen gegeben ist und die Informationen diesmal verarbeitet werden können. Hier erfolgt dann ein Downgrade auf weniger komplexes Material (statt der verschiedenen Farben als Reduktion auf gleiche Elemente, wie z. B. einfarbige Würfel). Diese können in einen Behälter abgeworfen werden, diagnostisch günstiger ist aber eine Schachtel oder Schiene, um nach erfolgreicher Aktion in der Senkrechten auch die Performanz bei einer räumlich horizontalen Handlung damit vergleichen zu können (Seitendifferenz).

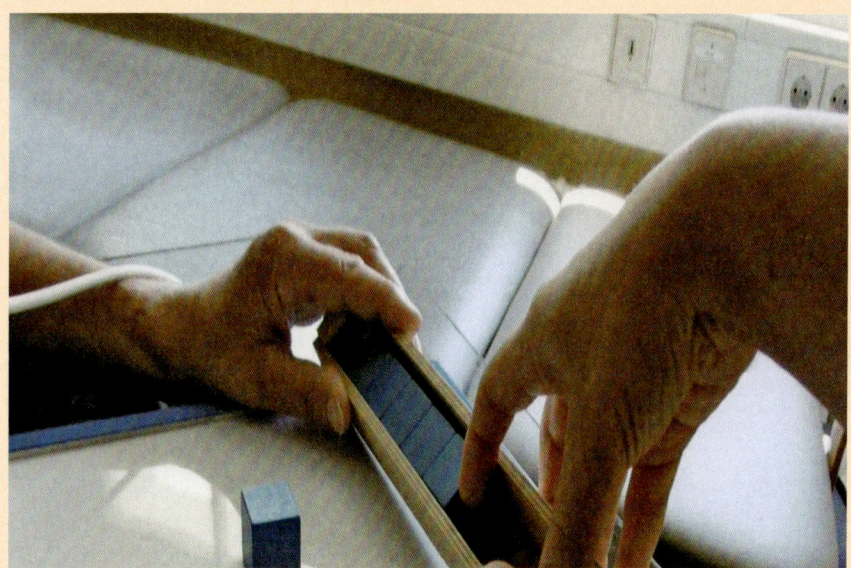

Wenn beim dritten Termin weiterhin keine Übernahme einfacher Sortier-Reaktionen möglich ist und auch das Einräumen in die Box nur geführt gelingt, geht man zu kinetischer oder akustischer Stimulation über (Reaktion auf Windspiel oder rollenden Würfel oder Ball?), da weder der visuelle noch der motorische Zugang bisher erfolgreich waren.

Bei **kognitiv fitten** aber motorisch maximal eingeschränkten Patienten (Locked-In, Tetraplegie mit Beatmung) ist eine Kommunikationshilfe über eine Buchstabentafel das Ziel der weiteren Termine. Wenn der Patient ausreichende Augenbeweglichkeit hat und die Farben sehen kann (ebenfalls überprüft mit 4-Ecken-Farbmagneten), wird die nötige Schriftgröße geklärt. Hierzu Ziffern der Vorlage 33er-Pack vorlegen und mit Ja-Nein-Code austesten, ob diese gut lesbar sind. Dann kann ein Versuch mit der Vorlage „Buchstabentafel bunt" begonnen werden. Die Farbfolge von der ersten zur vierten Zeile ist für den Kommunikationspartner auch ohne Hinsehen einprägsam (zuerst Blau und dann die Ampelfarben), wenn z. B. Blinzeln als „Ja"-Signal das konstante Ansehen des Patienten erfordert. Die Auswahl eines Buchstabens kann beim beatmeten Patienten durch Blinzeln oder Zungenschnalzen oder eine andere mögliche motorische Reaktion erfolgen, notfalls durch Lippenschluss um einen Finger des Dialogpartners.

„Wie sagen Sie ‚Ja'? Damit wählen Sie den Buchstaben aus."

„Suchen Sie den Buchstaben. Wenn Sie ihn gefunden haben, bleiben sie mit den Augen dort und starten Sie mich mit ‚Ja'.“

„Blau – Rot – Gelb – Grün.“ – „V-W-X-Y-Z – nächstes Wort“

Den Buchstaben auf der Tafel zu notieren erleichtert dem Patienten und dem Dialogpartner die Konzentration. Je nach besser möglichen Augenbewegungen wird die Mitschrift horizontal über der Buchstabentafel oder daneben notiert.

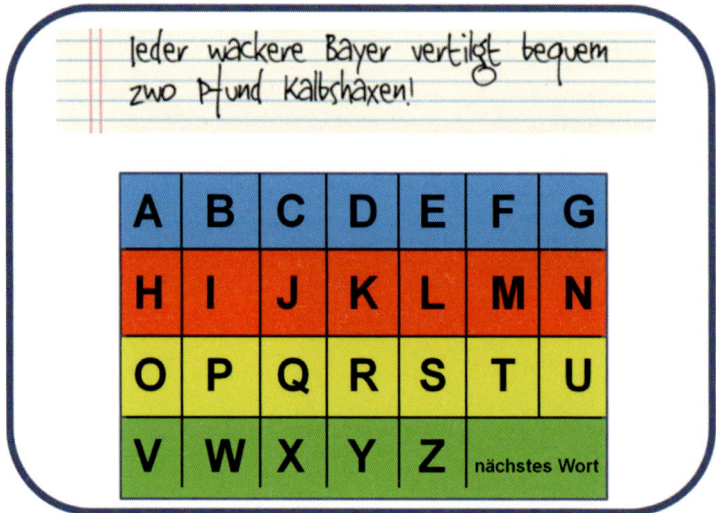

Wenn Farben für den Patienten schwierig zu unterscheiden sind, nummeriert man die Zeilen durch und zählt für den Pateinten die Zeilen ab, bis er eine auswählt:

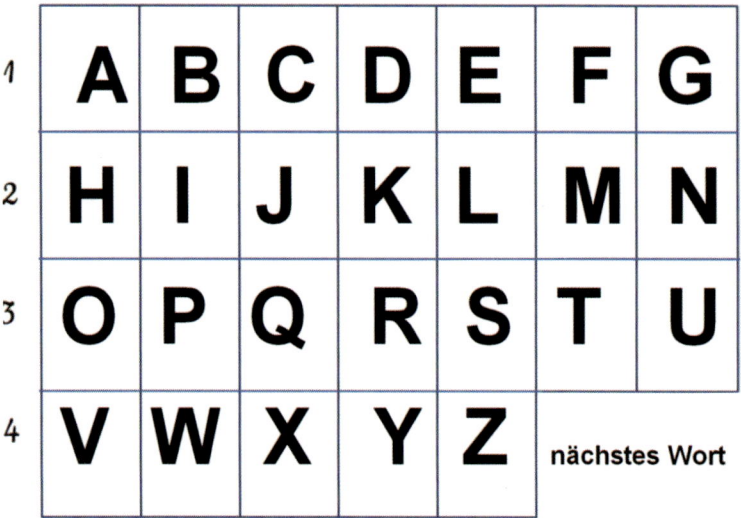

„Eins – Zwei – Drei.“ – „O – P – Q ...“

Es ist wichtig, dem Patienten zwischen den Buchstaben viel Zeit zu lassen, je nachdem wie schnell die motorische Antwort erfolgen kann. Der Kommunikationspartner sollte möglichst wenig erraten, sondern so lange passiv mitschreiben, bis das Wort eindeutig vervollständigt werden kann. Viele Patienten kommen mit dem Überspringen sprachlich nicht sinnvoller Buchstaben innerhalb einer Zeile (zumindest anfangs) nicht zu Recht, auch wenn sich dadurch Zeit einsparen ließe. Daher sollte man anfangs tatsächlich alle Buchstaben der Zeile in alphabetischer Reihenfolge vorlesen, das erhöht die Trefferwahrscheinlichkeit für korrekte Reaktionen. Falls der Patient in einer Zeile nicht reagiert, wird dieselbe Zeile wiederholt. Erfolgt erneut keine Reaktion, muss zuerst nochmal die Zeile geklärt werden – oder Patient und Therapeut brauchen beide eine Pause.

3.3 Set 2: Postkarte / Geld / Uhr

Ziel der nächsten Termine ist es zu erheben, ob der Patient die Informationen vom Vortag erinnert und zumindest implizite Behaltensleistungen innerhalb der Sitzung zeigt, Material wiedererkennt und seinen Antwortmodus stabil ausführen kann. Auch soll sein Umgang mit Uhrzeiten, Therapieplan und anderen externen Hilfen geklärt werden, um ihm eine bessere Orientierung zu ermöglichen. Kulturtechniken werden untersucht und alltagsnah beobachtet. Bei Verdacht auf Einschränkungen werden die visuokonstruktiven Leistungen genauer gescreened.

Fragestellung:
Kann der Patient
sich erinnern (an gestern, an Verstecke, an Material)
- Konzepte erfassen
- räumlich-konstruktive Anforderungen bewältigen
- Sprache adäquat nutzen
- externe Orientierungshilfen nutzen
- mit Uhr und Therapieplan umgehen
- schreiben und lesen
- rechnen und mit Geld umgehen
- mittelfristig Informationen behalten

Equipment:
Postkarte, Briefmarken, Stift, Beutel mit Reißverschluss mit 21,15 € (10 Euro-Schein, 2 × 2 €, 5 × 1 €, 2 × 50 Cent, 3 × 20 Cent, 4 × 10 Cent, 3 × 5 Cent Münzen), Therapieplan, Adresse des Patienten getippt und ausreichend groß zum Lesen, aber noch passend für eine Postkarte, Klebestift, dunkler Textmarker, einstellbare Uhr/Wecker, Sockenpaar des Patienten, evtl. Augenklappe bei Verdacht auf Doppelbilder, evtl. Box für Sockenpaar bei Bedside-Screening

Vorlagenblätter:
Kalender, Uhr analog und digital, 33er-Pack, Ziffern, Geld, evtl. Motive (DIN-A3) bei V. a. Doppelbilder

Downgrade: Vorlage Apfelkorb, Magnettafel mit Magneten und Box, Boardmarker, Windspiel, Würfel mit Box zur Wiederholung der gestrigen Aufgaben, Vorlage Ratewort bei schweren visuellen Defiziten oder fehlender Motorik, Steckpuzzle

Ablauf:
Der Termin sollte im Patientenzimmer starten. Alternativ muss er zumindest dort enden, da der Kalender samt der Informationen von gestern abgefragt wird. Es ist von diagnostischem Interesse, ob der Patient den Aufhängort des Kalenderblatts in seinem Zimmer noch erinnert.

Bei den meist verlangsamten Patienten wird ein Termin nur den Kalender und die Postkarte umfassen. Auch die Überprüfung des Umgangs mit Uhrzeiten füllt meistens eine halbe Stunde, vor allem wenn der Abgleich mit dem Therapieplan gelingen soll. Die Socken sollten aber auf jeden Fall an zwei aufeinanderfolgenden Terminen versteckt und am Folgetag abgefragt werden. Dann wird zu Beginn der Sitzung ein Sockenpaar aus dem Schrank des Patienten benötigt, um es zu verstecken (notfalls in einer Box, die man beim nächsten Mal mit Alternativen mitbringt, wenn bedside gearbeitet wird). Der Ablauf der einzelnen Termine beginnt jeweils mit Kalender und Orientierung, dann Postkarte und Geld, und bei den weiteren Terminen je nach Leistungsfähigkeit und Bedarf.

Kalender

„Hallo Frau/Herr …, mein Name ist … . War ich schon mal hier bei Ihnen?"

„Soll ich mich noch vorstellen?"

„Wir haben gestern schon zusammen gearbeitet. Was haben wir denn da gemacht?"

Falls der Patient sich nicht spontan erinnert und z. B. auf den Kalender zeigt:

„Ich habe Ihnen gestern ein Kalenderblatt mitgebracht und hier im Zimmer aufgehängt. Wo ist das denn?"

Nun werden die Informationen des Kalenderblatts abgefragt – dazu sollte erst nach Erfragen von Monat und Ort die Kalenderseite lesbar gezeigt werden.

„Und wir haben aufgezählt, wofür die vielen Schläuche bei Ihnen noch sind. Können Sie mir das nochmal erklären?"

- Wenn der Patient den Untersucher und die Informationen frei erinnert, hat er im Set 3 beim weiteren Screening keinen Schwerpunkt Gedächtnis.
- Wenn vage Orientierung gegeben ist, werden die persönlich relevanten Fakten (z. B. Schläuche, Fortschritte, Diagnose, Ziele, Kalender) an den nächsten beiden Terminen wiederholt durchgesprochen, bis diese sich ausreichend festigen.
- Wenn der Patient keine Orientierung hat, wird der Kalender samt den Kern-Informationen bei jedem Termin anfangs kurz besprochen, um dem Patienten eine Erklärung für seinen Aufenthalt und ein Motiv für die erforderliche Mitarbeit zu geben.

„Wegen … haben Sie noch Probleme mit … . Das üben wir in der Reha mit Ihnen. Ich habe heute das hier mitgebracht."

*Bei **globaler Aphasie** oder schweren kognitiven Defiziten, wenn der Patient also mit dem Kalender nicht umgehen kann und beim Set 1-Termin mit Magnettafel oder anderem Material gearbeitet wurde, kann nun beobachtet werden, ob das Material vom letzten Termin wiedererkannt wird. Meist ist an der mimischen Reaktion ein Wiedererkennen des Untersuchers oder des Materials abzulesen. Die Socken-Versteck-Aufgabe kann auch bei stark ausgeprägter Aphasie bewältigt werden, bei **kognitiv fitteren Aphasikern** eignet sich die Vorlage „Sternfisch" zur Gedächtnisdiagnostik mit Free oder Cued Recall.*

Bei stark aphasischen Patienten mit deutlichen kognitiven Defiziten werden untereinander das Windspiel, die Magnettafel mit ein paar Magneten und die Vorlage „Apfelkorb" vorgelegt, um das Wiedererkennen zu überprüfen.

„Was hatte ich denn gestern dabei? Zeigen Sie, was Sie mit mir schon mal gemacht haben?" (bzw. mittels Ja-Nein-Code abfragen)

Bei korrekter Auswahl: „Genau."
Bei falscher Auswahl: „Das hier würde Sie interessieren, aber schauen wir nochmal auf die Tafel. Gestern hatte ich schon die Tafel dabei."

Wenn die Sortieraufgabe gestern noch schwierig war, wird mit den Farbmagneten weitergearbeitet. Als Steigerung kann man eine Abfolge an Farben von oben nach unten vorgeben, und der Patient soll dieselbe daneben (auf seiner „besseren" Seite je nach Neglect, Gesichtsfeldausfall oder motorischen Möglichkeiten) nachbauen. Dies ermöglicht eine Aussage über seine Aufassung, die konzentrative Ausdauer, einfache Strategien und – bei späterer Kippung in die Vertikale – auch über evtl. Vernachlässigungen zu einer Seite hin.

Wurde die Sortier-Aufgabe am Vortag gezielt vom Patienten ausgeführt, nutzt man die korrekte Auswahl (= Rekognition) nur als Gedächtnis-Screening und pinned mit einem Magneten auf der Tafel das „Apfelkorb"-Blatt (siehe Absatz Apfelkorb) fest.

Wenn das Führen eines Stifts nicht möglich ist, wechselt man nach erfolgter Gedächtnisüberprüfung zum Screening von Kulturtechniken wie Lesen, Schreiben, Rechnen, Uhrzeiten, die häufig trotz schwerer kognitiver Defizite erhalten sein können bzw., auf die manche Aphasiker noch Zugriff haben.

Postkarte

Sie dient der Überprüfung der Fähigkeit zum Schreiben, Lesen, zur Orientierung und zum Altgedächtnis sowie zur Visuokonstruktion. Es ergeben sich Hinweise auf Apraxie oder Probleme mit der Handlungsplanung sowie beim Problemlösen. Anschließend können das Rechnen und der Umgang mit Geld überprüft werden, ohne das Handlungsskript Postkarte / Briefmarke komplett zu verlassen.

„Wie lang sind Sie jetzt schon in der Reha?"

Notfalls noch einmal am Kalenderblatt nachsehen, wann das Schädigungsereignis war und wie lange sich der Betroffene schon in der Klinik befindet.

„Sie sind schon eine Weile weg von zu Hause. Kommen Sie, wir schreiben eine Postkarte nach daheim."

Man legt Karten vor, die man aus Werbegeschenk-Kalendern oder von der eigenen Klinik-Promotion umsonst bekommt. Die Briefmarken erhält man, wenn man am Automaten nicht passend bezahlt, als Restbeträge von 1–2 Cent oder man bestellt schon diese kleinen Werte.

„Suchen Sie sich eine Karte aus?" bzw. „Hier ist eine Karte von unserer Klinik. Und eine Briefmarke."

Bezüglich der Orientierung ist es ideal, wenn der Reha-Ort auf der Karte vermerkt ist ... Klebestift und Adresse bereithalten.

Bei kognitiv fitteren Patienten, die bemerken, dass die Marke nur 1 Cent anzeigt:

„Das ist jetzt nur eine Übung, aber wir machen das mal wie in echt, wenn Sie eine Karte an daheim schreiben."

„Schicken wir eine Adresse an Ihre Familie? Was ist denn Ihre Adresse?"

„Schreiben Sie hier die Adresse von zu Hause drauf."

Wenn das nicht frei gelingt:

„Hier ist Ihre Adresse getippt. Können Sie sie abschreiben?"

Wenn das nicht geht:

„Mmh, was könnten Sie denn machen, damit die Adresse hier steht?"

Findet der Patient nicht von alleine eine Lösung, kann man den Tipp geben, dass der getippte Zettel aufgeklebt werden kann. Hier lässt sich gut Praxie und Handlungsplanung beobachten und beurteilen.

„Und auf die andere Hälfte kommt der Ort und das Datum. Schreiben Sie mal ... (Reha-Ort), den ..., welches Datum hatten wir vorhin nochmal?"

Kann der Patient sich an die vorhin am Kalender besprochenen Daten erinnern?
Wenn Schreiben nicht gelingt:

„Wollen Sie etwas auf die Karte malen?"

Geeignete Motive je nach Thema, über das man berichten will, sind:

„Zeichnen Sie eine Sonne (Wetter) / ein Bett (Reha) / einen Fisch (bei einer Klinik am Meer) / einen Apfel (Essen) / ein Smiley (Stimmung)."

„Jetzt noch Ihre Unterschrift." „Und die Briefmarke."

*Der Downgrade zur Postkartenaufgabe **bei Aphasie** ist das Zeichnen von Objekten auf der Tafel nach verbaler Vorgabe (siehe Auswertungsblatt). Die Tafel eignet sich auch zum Aufschreiben-Lassen von Ziffern oder Wörtern, um einzuschätzen, wie gut der Zugriff auf diese weitestgehend automatisierten Leseprozesse ist. Dies dient der Aussage, ob schriftliche Kommunikationshilfen oder externe*

Gedächtnis-Stützen möglich sind. Auch kann dabei erkannt werden, wie lang ein Patient sich konzentrativ auf das Material ausrichten kann, wie seine Handlungsfähigkeiten sind und ob z. B. eine Apraxie vorliegt. Bei aphasischen Patienten, die nicht schreiben können, ist Zeichnen (nach verbaler Vorgabe) ebenfalls aussagekräftig bzgl. erhaltenem Sprachverständnis, erhaltener Visuokonstruktion und Auffassung.

Bei Verdacht auf **Doppelbilder** (Augenstellung betrachten): Bei guter Stift-Führung und ausreichender Mitarbeitsfähigkeit über Vorlage „Motive" mit Auftrag, in die Mitte der Kreise einen Punkt zu malen – oberes Drittel mit beiden Augen, dann untere linke Hälfte nur mit dem linken Auge, untere rechte Hälfte nur mit dem rechten Auge (Augenklappe oder Brillenglas abkleben).

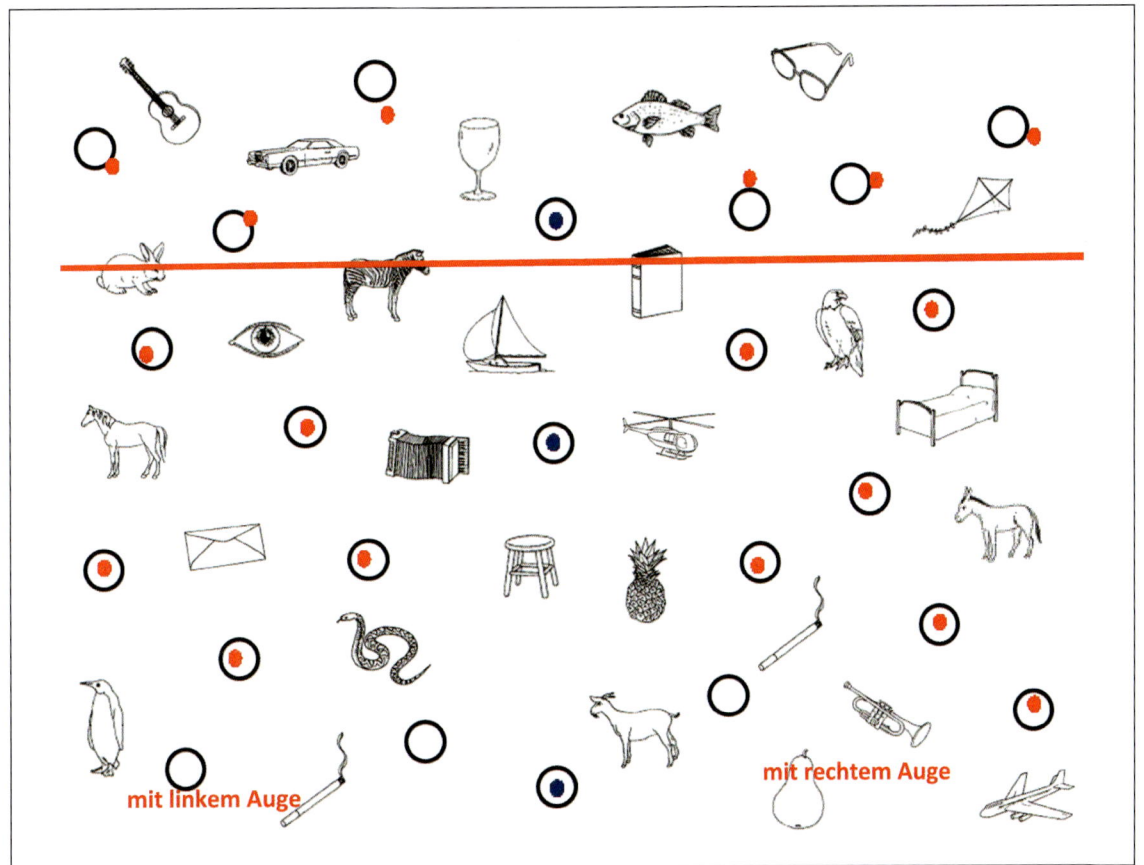

Bei Doppelbildern treffen die Patienten binokular deutlich schlechter und haben sichtlich mehr Probleme, den Stift anzusetzen. Manchmal sieht auch ein Auge unschärfer als das andere; das führt dann zu Visusproblemen, die die Patienten oft angeben können (bzw. mit nur einem Auge gelingt dann die Unterscheidung zwischen Esel/Ziege oder Hubschrauber/Flugzeug nicht mehr sicher. Hierzu wird – falls noch nicht beim Set 1-Termin geschehen – die Vorlage Motive/groß gezeigt und der Patient soll die passenden Motive auf seiner DIN-A3-Vorlage entdecken.

*Downgrade zur Aufgabe „Postkarte", wenn Stifthaltung zwar möglich, aber keine sinnvolle Bearbeitung bzgl. Schreiben oder Zeichnen erfolgt. Das Set „mit Stift arbeiten" wird beibehalten und übergegangen zur Vorlage **Apfelkorb** 1: mittig gefaltet, so dass nur eine Strecke sichtbar ist:*

„Schauen Sie, hier ist ein Ast, an dem hängen Äpfel. Und der hier fällt herunter. Den ganzen Weg (mit dem Finger nachfahren und Patienten nach unten nachschauen lassen) bis in den Apfelkorb. Jetzt ist der Apfel im Korb."

Mit dem Bleistift nun den Weg von oben nach unten nachfahren.

„So fällt der Apfel nach unten."

Filzstift an den Patienten weitergeben.

„Zeichnen Sie auch nochmal den Weg ein."

Dann Blatt wenden: „Nochmal!" den Patienten nun allein ohne Bleistift-Vorgabe arbeiten lassen.

Vorlage Apfelkorb 2:
„Hier ist ein Mensch, der trägt einen Apfel. Und da ist der Korb mit Äpfeln. Er will seinen Apfel dazulegen."
„Hier ist der Weg, den er laufen muss. Zeichnen Sie den Weg ein?"

Erneut zeigen, Zeit lassen, evtl. Hand mit Stift an den Start führen und die ersten paar Zentimeter geführt einzeichnen.

Vorlage Apfelkorb 3:
„Jetzt ist der Weg anders. Wie läuft er jetzt zum Apfelkorb?"

Die Vorlagen können auch spiegelverkehrt ausgedruckt werden, je nachdem welche Explorationsdefizite beim Set1-Termin auffällig waren. Interessant ist der Vergleich der Leistung, wenn die Zeichenrichtung ins beeinträchtigte Gesichtsfeld hinein- oder herausgeht – so lassen sich anhand des Abbruchs der Strichführung häufig die Grenzen des für den Patienten sichtbaren Bereichs bestimmen. Die Analyse der Probleme gibt Aufschluss über deren Ursache: Antrieb, Konzentration, Gesichtsfeld, Neglect, Auge-Hand-Koordination, Motivation, ... Bei Verdacht auf Doppelbilder kann man die monokulare mit der binokularen Ausführung vergleichen.

Ist jegliche Papier-Stift-Arbeit kognitiv oder motorisch noch nicht umsetzbar oder sind Perseverationen zu stark, wird mit einem Steckpuzzle fortgefahren, um zumindest die visuell-räumliche Wahrnehmung und das Arbeitsgedächtnis zu beurteilen. Hier wird entweder geführt oder frei begonnen, die Teile entweder einzeln angereicht oder alle auf die vernachlässigte Seite gelegt, je nach Fragestellung und Antrieb des Patienten.

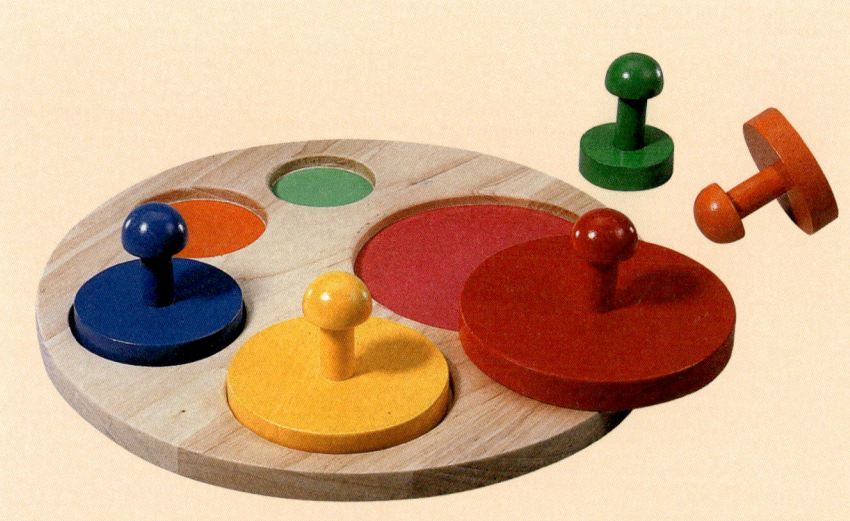

Beispiel für Sortierbretter von Wehrfritz mit geometrischen Formen (https://shop.wehrfritz.de/de_ DE/sortierbrett-kreise-legen-sortieren-krippe-kindergarten/p/132600_1?zg=krippe_kindergarten) (© Wehrfritz)

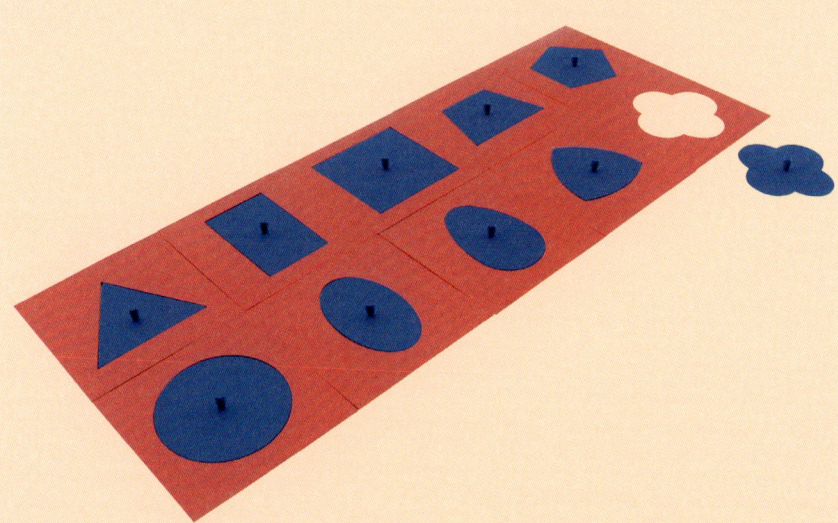

https://shop.wehrfritz.de/de_DE/metall-einsatzfiguren-sprachmaterial-krippe-kindergarten/ p/130309_1?zg=krippe_kindergarten (© Wehrfritz)

Steckpuzzles

Aus dem Spielwarenladen, Sonderpädagogik-Material oder selbst basteln: Vorlage mit Aussparungen in verschiedenen Formen zum Füllen mit Einzelteilen – hier ist der Aufforderungscharakter sehr hoch, da Hineinstecken und Aufräumen intuitive Verhaltensweisen sind, die den Impetus erleichtern.

„Schauen Sie mal, da fehlen die Teile. Ich hab eines hier. Das gehört da rein."

Patient soll zuschauen. Dann legt man ihm ein einfaches Teil (Kreis) in die Hand:

„Wo passt das hin?"

Eventuell anfangs führen oder zeigen, wohin die Teile gehören. Beobachten, ob allein fortgeführt werden kann. Wie ist das Erkennen der Formen, die Exploration, der Handlungsimpuls, die Fehlerkorrektur, der Antrieb, die Ausdauer, die Größendiskrimination?

Downgrade hier: Teile zumindest alle in eine Box wegräumen.

Geld

Falls die Postkartenaufgabe bewältigt werden konnte, geht man zur Aufgabe „Geld" über. Als Geldbeutel wählt man eine Reißverschluss-Tasche, die aber nicht zwingend an einen Geldbeutel erinnert, um das Wiedererkennen in Folge diagnostisch nutzen zu können.

„Mmh, die Marke auf der Postkarte reicht nicht."

„Schauen Sie mal, da ist ein Geldbeutel. Hier haben wir ein bisschen Kleingeld."

„Wie viel Geld ist denn drin?"

Wenn auf das Reichen des Geldbeutels keine adäquate Reaktion erfolgt, ist die explizite Handlungsaufforderung nötig:

„Machen Sie den Geldbeutel auf. Schauen Sie bitte, wie viel Geld wir haben?"

Hier wird beobachtet, ob der Patient den Betrag berechnen kann. Wendet er eine Sortierstrategie an? Falls nicht:

„Sortieren Sie die Münzen ein wenig, dann haben wir einen besseren Überblick?"

Eventuell ist es hilfreich, einen Sortierrahmen mit Feldern vorzugeben und/oder die Münzen in Stapel zu sortieren.

Es können auch auf einem Blatt Papier mit einem dicken Filzstift Felder für die verschiedenen Beträge gezeichnet und beschriftet werden. Diese externe Struktur erleichtert es dem Patienten, während der Aufgabe das handlungsleitende Konzept nicht zu verlieren – denn hier soll der Umgang mit Geld und nicht Gedächtnis oder Exekutive überprüft werden. Gelingt das Sortieren, folgt die Vorlage „Geld" mit den Preis-Kärtchen.

„Üben wir mal das Bezahlen? Legen Sie bitte passend hin."

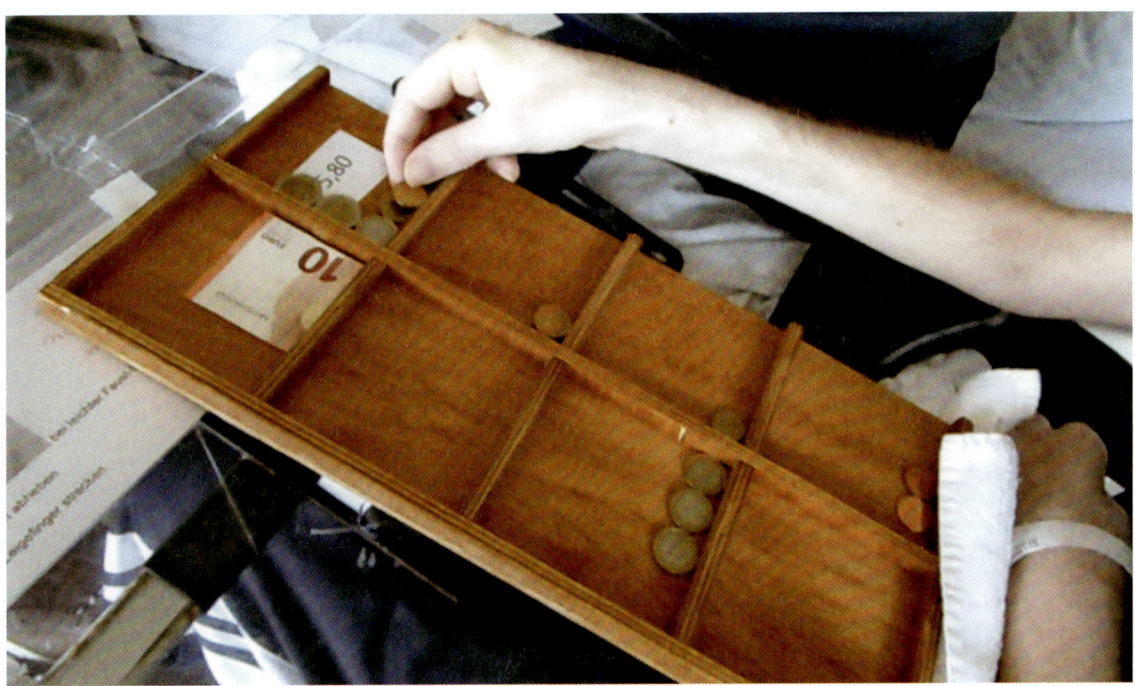

In aufsteigender Schwierigkeit werden die Geldbeträge ohne Euro-Zeichen als Kärtchen vorgelegt, der Patient soll mit Münzen und Scheinen zahlen. Ist er erfolgreich, kann auch mit Wechselgeld gearbeitet werden, um die Rechenleistung zu überprüfen. Hierzu verwendet man die Geldbeträge mit Euro-Zeichen, der Untersucher legt jeweils einen 10 Euro-Schein über den Betrag, der Patient soll passend das Rückgeld berechnen.

Downgrade wenn Rechnen nicht möglich ist:
Die Münzen in aufsteigender Reihenfolge hinlegen oder passend zur Vorlage vom Therapeuten gleiche Münzen zuordnen (am leichtesten fällt hier das Stapeln gleicher Münzen, da der Größenabgleich besser gelingt).

Uhr

Es soll überprüft werden, wie der Umgang mit den Uhrzeiten gelingt, um den Therapieplan zu verstehen und den Tag strukturierter wahrnehmen zu können.

„Haben Sie eine Uhr im Zimmer?"

„Ich habe Ihnen einen Wecker mitgebracht. Wie viel Uhr zeigt der jetzt?"

3:00 Uhr – Benennen oder Aufschreiben oder Zeigen aus der Vorlage „Uhr – digital1".

„Wie viel Uhr ist es denn jetzt?"

Ablesen lassen von einigen Uhrzeiten; während man die Uhr stellt, soll der Patient die Zeiger-Bewegungen nicht sehen können.

„Hier steht auch eine Uhrzeit auf dem Zettel. Stellen Sie den Wecker bitte so ein."

Je nach motorischer Leistung kann das bei echten Weckern zu schwierig sein, deshalb empfiehlt sich ein kaputter ohne Abdeckung zum Einstellen mit den Fingern durch Drehen an den Zeigern. Laminiert man die Vorlage „Uhr – analog 1", lassen sich die anderen Uhren zu Kärtchen geschnitten beim Bedside-screenen gut darauf kleben.

Vorlage „Uhr – analog 1" zu Kärtchen geschnitten, Patient soll auf dem Wecker einstellen:
10:00 Uhr, dann 13:00 Uhr, dann 14:30 Uhr, 7:30 Uhr, dann 20:15 Uhr

Vorlage „Uhr – digital 2" ebenfalls einstellen lassen:
9:15 Uhr, 9:50 Uhr, 13:20 Uhr, 15:45 Uhr, 14:15 Uhr

Downgrade: Falls Benennen oder Einstellen z. B. für Aphasiker zu schwer ist, werden, um den Umgang mit Uhrzeiten und ein Verständnis für die Zeit-Werte beurteilen zu können, chronologische Sortier-Aufgaben versucht:
Vorlage „Uhr – digital 1" zu Kärtchen zerschneiden. Erst die digitalen Zeiten untereinander sortieren. Dann 7 Uhr, 12 Uhr und 17 Uhr liegenlassen und die übrigen Kärtchen vermischen. Nun den Patienten allein in die Reihenfolge sortieren lassen. Ist das möglich, die analogen Zeiten einzeln anreichen und passend zu den digitalen anlegen lassen – bei Vernachlässigung nach rechts werden die analogen Uhrzeiten auf die rechte Seite gelegt (um den Überblick über die digitale Vorlage zu erleichtern), bzw. bei Neglect nach links die Analog-Kärtchen vom Patienten links an die digitalen Zeiten ange-

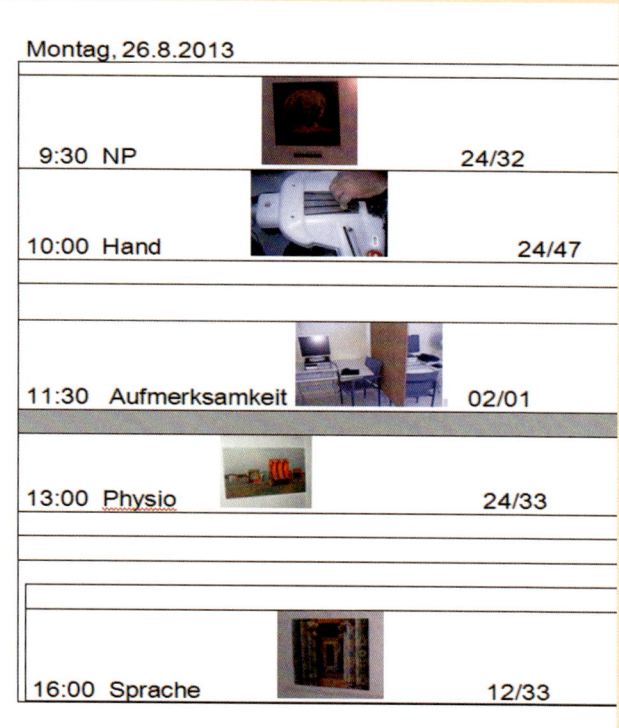

Beispiel eines Therapieplans für Aphasiker mit Fotos der Türschilder/Räume

legt, wenn der Neglect dies zulässt. Evtl. ist der Neglect aber zu stark; dann ist diese Aufgabe so nicht durchführbar. Falls Sprechen nicht, aber Schreiben möglich ist, soll der Neglectpatient zu einzeln vorgelegten analogen Uhrzeiten die Zeit aufschreiben.

Ist die Aufgabe zu schwer, werden Zuordnungen (analog-analog) der beiden verschiedenen Uhr-Vorlagen versucht – hier gelingt der bloße Abgleich der Zeigerstellung Patienten mit räumlichen Defiziten deutlich schwerer, wenn bei der Vorlage „analog 2" die Ziffernblätter keine Zahlen enthalten.

Gelingt das Zeigen auf verbale Vorgabe für die vollen Stunden, und wenn volle und auch halbe Stunden korrekt analog-digital zugeordnet werden können, ist der Umgang mit einem vereinfachten Therapieplan generell möglich. Gelingt dies nicht, muss der Therapieplan mit optischen Zeit-Slots gestaltet sein, um den Tag strukturieren zu können. Oder es ist für den Patienten noch zu früh für das Verständnis eines Therapieplans.

Socken

Das Socken-Verstecken dient der Beurteilung der Behaltensleistung über einen Tag, wenn motorisch, sprach- und/oder praxiebedingt keine anderen Screenings möglich sind. Bei sehenden und ausreichend interaktionsfähigen Patienten (Zeigeleistung gegeben), deren explizite Gedächtnisleistung man hiermit (nonverbal) screened, beginnt man im Patientenzimmer mit dem Suchen eines seiner Sockenpaare: „Welcher ist denn Ihr Schrank?"

„Wir machen jetzt eine Gedächtnis-Aufgabe. Ich nehme mir ein Paar Ihrer Socken."

Es wird ein Sockenpaar aus dem Schrank genommen. Da bis zum Free Recall am nächsten Tag sichergestellt werden soll, dass der Patient zwischenzeitlich keinen Reminder an die Socken bekommt, wird ein transportierbares Versteck gewählt (eine markante Box bspw. oben auf dem Schrank, oder man schiebt die Socken in den Untersuchungsordner, ...). Der Patient soll das Versteck gut sehen können und die Socken – falls motorisch möglich – auch nochmal herausnehmen und dorthin zurücklegen.

„Sie haben zwei schöne Socken. Ich mache sie auseinander und verstecke sie jetzt hier. Sehen Sie, wo sie sind?!"

„Aha, das ist ein gutes Versteck, man kann sie gar nicht sehen. Holen Sie die Socken nochmal raus?"

„Und jetzt verstecken Sie eine wieder dort. Die andere stecke ich in meine Hosentasche. Das Versteck müssen Sie sich jetzt bis morgen merken! Wenn ich Ihnen morgen die eine Socke zeige, sollen Sie mir sagen, wo ich die zweite finde."

Wichtig: Am Ende der Stunde wird erneut an die Socken erinnert und das Versteck nochmal geöffnet, um den Ort besser zu enkodieren.

NÄCHSTER TERMIN nach dem Socken-Versteck-Termin:

Equipment:

Der Untersucher beginnt die Stunde schon mit einer der beiden Socken in seiner Hosentasche. Er beginnt die Sitzung wie immer mit dem Kalender. Manche Patienten, die sich gut erinnern können, greifen gleich zu Beginn gezielt an das jeweilige Versteck. Bei anderen muss man erfragen, ob sie sich erinnern, was man beim letzten Termin gemacht hat. Und ist noch mehr Cued Recall nötig, kann man – speziell bei Aphasikern – die eine Socke zeigen und auf eine Reaktion warten.
War die Socke in einer Box versteckt, hat der Untersucher 4 weitere Boxen ausreichender Größe dabei, um den Patienten aus insgesamt 5 Boxen auswählen zu lassen.

„Das ist eine ihrer Socken. Sie haben davon zwei."
Wenn keine eindeutige Reaktion erfolgt: „Wo ist denn der zweite?"

„Wir haben die gestern versteckt? Erinnern Sie sich, wo das war?

Bei **MCS-Patienten** wird beim zweiten Termin die heutige Interaktionsfähigkeit mit der gestrigen verglichen:

„Wir haben gestern versucht, ob sie JA sagen können, indem Sie auf das Wort schauen. Hier steht oben JA und unten NEIN. Schauen Sie jetzt auf JA. Schauen Sie auf Grün. Schauen Sie nach oben."
Oder der gestern erfolgreiche Code (Händedruck, Daumen hoch o. ä.) wird erneut versucht.

Bei inkonstant richtiger Reaktion wird das Ja-Nein-Schema beübt mit multimodalen und unmittelbaren Ja-Nein-Aussagen (denn visuelle Probleme bis zur kortikalen Blindheit sind in der Frühreha-Phase häufig) wie:
– Sind Sie ein Mann / eine Frau?
– Sind Sie Franzose / ...?
– Ist es jetzt gerade Tag / mitten in der Nacht?

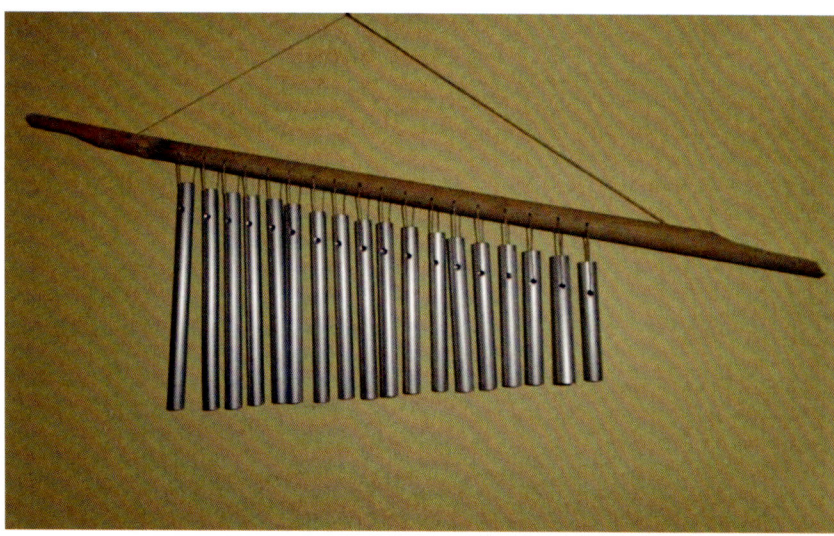

Windspiel

- Trage ich eine Brille / einen Hut / einen Bart?
- Ist das gerade mein Klatschen / Pfeifen?
- Berühre ich jetzt Ihr Knie / Ihre Schulter / Ihre Nase / Ihr Kinn / Ihr Ohr?
- Paris liegt in England, stimmt das?
- Schafe geben Wolle, stimmt das?
- Gras ist blau, stimmt das?
- Gras ist grün, stimmt das?

Wenn hier keine korrekte Reaktion ersichtlich ist, wird wieder die basale Stimulation der Arme durchgeführt und beobachtet, ob die repetitiven Abläufe bzw. die verbalen Aufforderungen vom Patienten übernommen werden.

Das Windspiel wird angeboten, die Reaktion beobachtet. Der Patient wird animiert, selbst die Klänge auszulösen. Geführt oder allein wird das Windspiel angestoßen und es werden Töne produziert. Vielleicht kann der Untersucher etwas Passendes singen? Reagiert der Patient interessiert, wacher, motivierter, positiv? Gibt es ein eigenes Instrument oder private Gegenstände des Patienten, die mehr Reaktion provozieren?

Bei Verdacht auf **Blindheit** oder höhergradige Sehstörung werden bei zusätzlich kognitiv stark beeinträchtigten bzw. **antriebsgeminderten** Patienten Fragen zum Vorlagenblatt „Ratewort" gestellt, die hohen Aufforderungscharakter haben und hochfrequente Wörter und semantische Verknüpfungen nutzen, um das Antworten zu erleichtern und den Sprechantrieb zu fördern. Ziel ist die Beurteilung von semantischen Problemen (semantische Amnesien) und des Verlustes von Altwissen.

„Wir machen eine Aufgabe zum Wortraten. Kennen Sie die Farben?"
„Milch ist weiß. Und Schnee, der ist auch … ?"
„Können Sie mir immer das Gegenteil nennen? Nicht groß ist … ?"

3.4   Set 3: Übungen

Wenn noch Fragen für weiteres Screening bestehen, werden mit geeigneten Aufgaben diese Hypothesen getestet. Um den Patienten zu motivieren, werden die Aufgaben als „Übungen" angeboten, um die jeweils rückgemeldeten Problembereiche zu trainieren. Meist beginnt nun auch schon die Suche nach einem geeigneten Training, häufig schon am Laptop mit einfachen Programmen.

Fragestellung:
Bewältigt der Patient auch höhere Anforderungen an
- Konzentration
- PC-Bedienung
- Praxie, Handlungsfolgen
- Visuokonstruktion
- Impetus und Ausdauer
- Inhibition

- Problemlösung
- selbständiges Arbeiten
- explizites Gedächtnis

Equipment:
Je nach Fragestellung ergänzende Vorlagen, Moosgummi-Tangram, Kiste mit Realobjekten für Agnosien / Apraxien, ... Briefkuvert, Stift, Spitzer, Locher, Buntstifte, ... bunte Klebepunkte, ...

Vorlagenblätter:
Sequenzen-Fotos (FARBIGER AUSDRUCK), Symbole, Mensch (DIN-A3), Tangram (FARBIGER AUSDRUCK), Sternfisch, Wortliste, 33er-Pack, Agnosie / Apraxie, ...

Downgrade: Magnettafel-Aufgabe oder Steckvorlagen, Windspiel, Würfel, Ball, Boxen, ...

Jede Stunde beginnt mit der Kalender-Besprechung. Wenn auch nach 4 Terminen keine Orientierung gesichert ist, werden geeignete externe Hilfen (je nach Lese- und Seh-Fähigkeit des Patienten) in angemessener Größe aufgehängt / gegeben. Gut geeignet sind vereinfachte Therapiepläne, auf die Rollstuhltische geklebt oder bei mobilen Patienten als Tagesplan auch umzuhängen.

Ziel ist die zunehmende Orientierung des Patienten (Tagesplan, Kalender, ...) und seine Idee, was die Reha für ihn verbessern soll (Laufen, Schlucken, Sprechen, ...).

Je nach **Schwerpunkt (Gedächtnis, Praxie, Visuokonstruktion, Exekutive)** werden einzelne Teil-Leistungen betrachtet, wobei die Aufgaben sich möglichst am aktuellen Leistungsniveau und dem individuellen Interessenbereich des Patienten orientieren sollten.

Falls keine relevante Orientierungsstörung vorliegt, werden die Störungsbereiche ausgewählt, die die Selbständigkeit und Kognition am meisten einschränken (das kann bei manchem Neglect-Patienten häufig auch die fehlende Inhibition sein, so dass man vor dem Neglect-Training erst Konzentration und Exekutive trainieren sollte).

Zur Abklärung von **Apraxie**, die den Umgang mit Alltagsobjekten erschwert oder die Bedienung des PCs verhindert, werden persönliche Gegenstände des Patienten angeboten (Brille aufsetzen, Zahnbürste benutzen, kämmen, Getränk einschenken, Taschentuch benutzen, ...) oder Objekte wie Würfel, Stift etc. gereicht und deren Einsatz beobachtet.

Generell ist eine Einbindung in sinnvolle Handlungen wünschenswert – so lässt sich die **Gedächtnis**aufgabe mit einer **Praxie**überprüfung verbinden (Vorlage „Sternfisch"):

„Heute sollen Sie mir dieses Bild abzeichnen."

Falls motorisch möglich soll der Patient zuvor den Bleistift spitzen für die Zeichnung, danach den Sternfisch zeichnen. Dann soll er das Papier als Brief falten und ins Kuvert packen.

„Bitte jetzt nochmal zeichnen, diesmal aus dem Gedächtnis."

Bei Aphasie ist dem Patienten oft nicht klar, was zu tun ist. Das Zeichnen des Sterns triggert dann – bei abrufbarer Gedächtnisspur – meist die restliche Zeichnung.

„Morgen sollen Sie das Bild nochmal zeichnen. Auswendig. Denken Sie, dass Sie sich morgen noch daran erinnern können?"

Die Reproduktion dann lochen und den Patienten selbst in die Akte heften lassen.

Am Folgetag kann bei Sprachverständnis-Problemen der Nochmal-Zeichnen-Auftrag über ein leeres, gelochtes Blatt in einem Kuvert vermittelt werden. Oder im nächsten Schritt löst der dann vom Untersucher angemalte Stern die restliche Erinnerung aus.
Bei Verdacht auf **räumlich-konstruktive** Defizite, die die Mithilfe bei den ADLs (Kleidung, Mobilisation, Rollstuhl-Steuern) einschränken, kann der Schweregrad mit Tangram-Vorlagen oder Vorlage „Mensch" DIN-A3 geprüft werden.

Tangram: Vorlagenblatt „Tangram" und zwei Moosgummi-Dreiecke (komplett schwarz, komplett orange) werden auf den Tisch gelegt. (Man kann die Dreiecke auch aus Magnetfolie basteln, was den Vorteil hat, dass sie dann noch besser „bedside" mit der Magnettafel benutzt werden können – allerdings sind die Teile dann flacher und eventuell schwerer zu greifen. WICHTIGER HINWEIS zur Hygiene: Bei Moosgummi die Hände des Patienten zu Beginn gut desinfizieren und ihn eventuell bei MRSA im ENTA einen Mundschutz tragen lassen. Dann kann dieses Material hygienisch vertretbar von verschiedenen Patienten benutzt werden.)

„Hier habe ich ein ganz schwarzes Dreieck. Und hier ein ganz orangenes. Auf dem Bild sind sie so zusammengeschoben. Jetzt sieht es genauso aus wie auf dem Bild."

„Machen Sie es nochmal."

Hier sollte viel Zeit gelassen werden, denn oft ist viel Probieren nötig, bis die Umsetzung gelingt. Wenn es auch bei der zweiten Vorlage nicht gelingt, lässt man die Teile direkt auf die Vorlage „Tangram 2" und nochmal auf „Tangram 1" legen. Wenn es so auch nicht gelingt, dann Exit und Wechsel auf eine einfachere räumliche Anforderung wie ein Steckpuzzle.

„Und wie geht das?"

Je nach Erfolg kann man nach drei Seiten nochmal versuchen, ob es nun gelingt, auf dem Tisch die Positionen nachzulegen. Falls nicht, bleibt es beim Abdecken auf der Vorlage. Im Verlauf kann man dann mehr über die Auffassung, Handlungsplanung und Konzentration aussagen, als über die räumlich-konstruktive Leistung.

„Jetzt wird das Bild größer, da braucht man vier Dreiecke."

Man nimmt die drei übrigen Teile dazu (eines ist komplett schwarz, die anderen beiden zweifarbig).

„Schauen Sie, hier sind noch drei Teile. Eines ist wieder komplett schwarz. Aber die beiden hier sind besonders, die haben eine schwarze und eine orangene Seite."

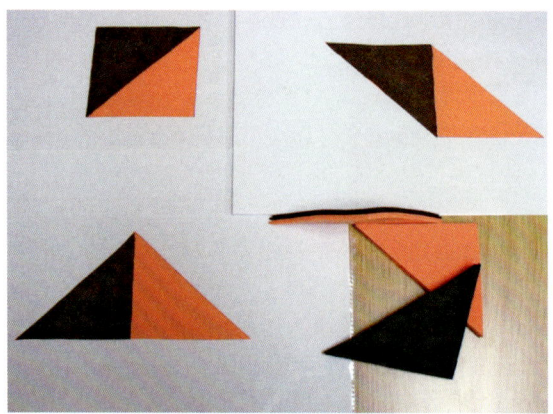 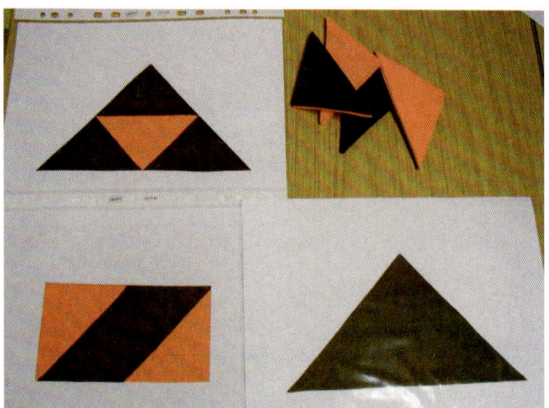

Hier benötigt der Patient mehr Planung, weil manche Motive nur korrekt gelegt werden können, wenn er die einfarbigen Teile „aufspart" oder weglässt. Es wird beobachtet, wie Positionierung, Rotation und Größenabgleich gelingen, und es wird die Exekutive aus Antizipation, Planung und Problemlösen beurteilt.

Downgrade: Mensch DIN-A3:

Diese Aufgabe ist aktivierend, wird von vielen Patienten interessierter und leichter umgesetzt und ermöglicht neben räumlichen Relationen auch die Überprüfung sprachlicher Differenzierung: Die Vorlage „Mensch" wird mittig gefaltet, so dass zuerst nur die Seitenansicht vor dem Patienten liegt.

Der Patient soll eigene Körper-Teile, die der Untersucher berührt, auf der Vorlage markieren (beginnend mit der linkem Ohr und der Nase, dann auch Positionen auf der rechten Körperhälfte versuchen). Diese Aufgabe wird auch von aphasischen Patienten mit Apraxie, die mit der Tangram-Vorlage Probleme haben (Visuokonstruktion plus Praxie), nonverbal verstanden und kann meist umgesetzt werden.

Zur Erleichterung können auf die Patienten-Körperteile (wenn dies vom Patienten toleriert wird) farbige Klebepunkte geklebt werden, die dieser dann auf die entsprechende Stelle der Papiervorlage kleben soll. Bewährt hat sich das Benennen von Körperteilen auch bei stark antriebsgeminderten Patienten zur Sprachaktivierung. Anschließend wird überprüft, ob der Übertrag von der Seitenansicht auf die Frontal-Position gelingt (so landet das linke Handgelenk in der Frontal-Sicht auf der rechten Seite des Blattes, ...).

Zur Überprüfung der **expliziten Gedächtnisleistung** bei Patienten mit unauffälliger Sprachfunktion oder Schreibfähigkeit bietet sich eine einfache Wortliste mit 12 Begriffen an. Da der Abruf ohne Cues meist konzentrativ und exekutiv nicht gelingt, werden die Zielwörter mit dem jeweiligen Oberbegriff vorgelesen.

„Wir machen eine Gedächtnisaufgabe. Ich lese Ihnen jetzt 12 Wörter vor. Davor sage ich Ihnen immer, zu welcher Gruppe das Lernwort gehört. Z. B. geht es los mit ‚Insekt – Schmetterling'. Da sollen Sie sich den ‚Schmetterling' merken. Wenn ich die Liste nachher abfrage, sage ich ‚Was war das für ein Insekt?' und dann müssten Sie sich an das jeweilige Beispiel, also den ‚Schmetterling' erinnern."

„Jetzt kommen die 12 Lernwörter mit ihren Oberbegriffen: …"

„So, und jetzt sind Sie dran. Was war das für ein Insekt …?"

> Die Liste wird stets in fester Reihenfolge vorgelesen. Wird beim Recall ein Begriff nicht erinnert, so nennt der Therapeut diesen, damit alle Wörter gleich oft verarbeitet werden. Raten sollte man eher unterbinden, indem man rasch die korrekte Lösung nennt, damit die Items nicht durch hochfrequente, spontan einfallende Ratewörter überschrieben werden. Durchschnittlich ist eine Liste im zweiten Durchgang komplett; nach 4 Durchgängen kann man abbrechen, da dann eine deutliche Gedächtnisstörung vorliegt.

> Die Liste dann zeitverzögert am Ende der Stunde nochmal abfragen oder einige Stunden später am selben Tag.

> Am Folgetag erfolgt das T2-Screening: Es werden die Oberbegriffe in derselben Reihenfolge genannt, falls der Patient nicht erinnert, wird dies beim ersten Durchgang nur notiert. Eine durchschnittliche Leistung beim Cued Recall liegt ab 8 korrekten Paaren vor. Im zweiten Durchgang werden drei Alternativen genannt und der Patient gebeten, das korrekte Beispiel zu nennen. Bei dieser Rekognitionsanforderung liegt die Normleistung über alle Altersgruppen hinweg bei 10–12 Treffern.

Zur Beurteilung von Störungen der **Exekutive**, die sich durch fehlenden Handlungsplan, vorschnelle Aktionen oder Perseverationen äußern, eignen sich:

- Abzeichnen und Fortsetzen von Symbolreihen
- Tangram-Vorlage
- 33er-Sequenz
- Foto-Sequenzen
- Bauklotz-Box mit Schicht-Aufgabe

Symbole: Die ersten Symbole der Zeilen können geführt bearbeitet werden, dann soll der Patient allein vervollständigen. Erfolgt eine korrekte Wiederholung? Gelingt dann auch der Wechsel auf eine andere Form?

33er-Pack: Diese Aufgabe ist nur geeignet, wenn die Patienten sicher mit Zahlenwerten umgehen und zumindest eine Hand motorisch gut einsetzen können. Dann zeigt man dem Patienten die korrekt sortierten 33 Karten mit den großen Nummern.

„Hier ist ein Pack mit den Nummern eins bis dreiunddreißig. Die sind in der richtigen Reihenfolge sortiert. Ganz fehlerfrei."

„Jetzt mische ich sie aber durcheinander."

> Man breitet die Ziffern-Karten mit der Zahl nach oben auf dem leeren Tisch aus und vermischt sie gründlich. Alle Zahlen sollen gut sichtbar bleiben. Dann schiebt man sie zu einem neuen Packen zusammen und reicht ihn dem Patienten.

„Können Sie mir den Pack bitte wieder richtig sortieren. Von eins bis dreiunddreißig, alle schön hintereinander in einen Packen."

Eine chronologische Sortierung auf dem Tisch und danach Zusammennehmen ist eine passable Lösung. Wer aber beim Sortieren schon Packen für Einer-Zehner-Zwanziger-Dreißiger macht, und dann innerhalb der Packen aussortiert, zeigt damit gute Antizipation und effiziente Strategie.

Foto-Sequenzen: Farbig ausgedruckt, idealerweise klebt man sie auf Magnetfolie und kann dann auch an der Magnettafel bei nicht mobilisierten Patienten damit arbeiten. Die Sequenzen werden von oben nach unten sortiert.

Man beginnt mit nur 3 Bildern der Schuh-Sequenz (Schuhe, Socke anziehen, Schuhe an den Füßen).

„Schauen Sie. Hier zieht jemand seinen Schuh an."

Die drei Bilder werden untereinander in korrekter Reihenfolge gelegt und danach kommentiert:

„Zuerst liegen die Schuhe da, dann kommt die Socke, und da sind beide Schuhe angezogen."

Erstes Bild liegenlassen, die anderen beiden an den Patienten geben, zum selbst Hinlegen. Dann alle 5 Bilder in die korrekte Reihenfolge von oben nach unten legen und danach beschreiben. Erneut bleibt das erste Bild liegen und man vermischt die anderen vier.

„Und jetzt Sie."

Wenn der Patient Probleme hat sich zu strukturieren, werden die einzelnen Bilder nacheinander angereicht.

Die Kerzen-Sequenz wird jeweils korrekt von oben nach unten vorgelegt, dann werden alle fünf Karten gemischt und der Patient soll selbst sortieren.

„Nochmal bitte."

Zuletzt noch die Bild- und Hase-Sequenzen. Hier werden nur die fünf Karten gereicht ohne korrektes Vorlegen, der Patient soll alleine die Handlung erkennen.

„Was passiert hier? Legen Sie bitte die richtige Reihenfolge."

Bauklotz-Box: Es handelt sich um eine Schicht-Aufgabe, bei der die Bauklötze nur dann alle wieder in die Box passen, wenn man sie günstig schichtet. Notfalls müssen je nach Box Füllelemente die letzte Lücke ausfüllen (wie im Fotobeispiel). Idealerweise findet sich aber eine Box, die mit den Bauklötzen komplett bestückt werden kann.

„Hier ist eine Box mit vielen Bauklötzen. Die passen gerade so rein."

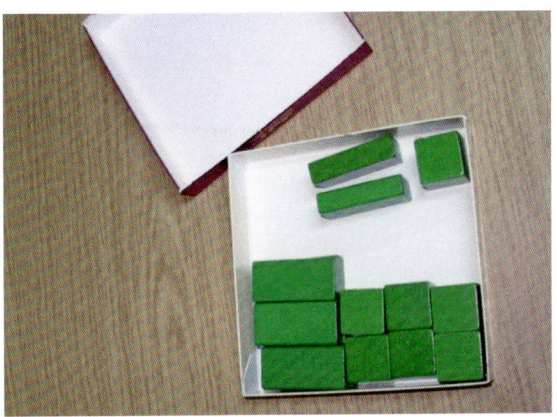 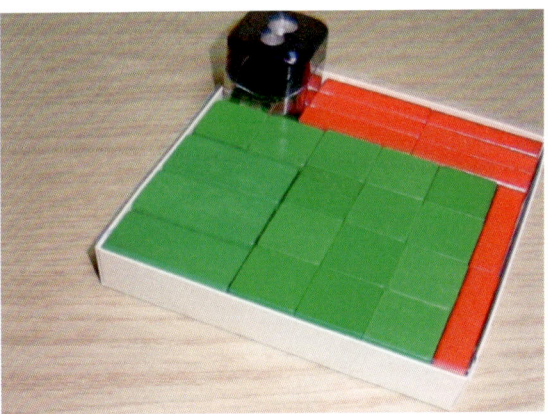

„Schauen Sie, die großen Bauklötze liegen nebeneinander. Und die schmalen füllen dann den Rand aus. (Der Spitzer schließt die Lücke, dann wackelt nichts." – Das gilt nur für diese Muster-Box – jeder wird eine andere Form für sein ERBSE-Equipment finden …)

Dann werden die Bauklötze auf den Tisch gekippt.

„Können Sie sie wieder alle einräumen? So dass alle in die Box passen?"

Beobachten, wie die Patienten vorgehen: Ob eine Strategie ersichtlich wird, ob bei Problemen effizient ein Lösungsweg gefunden wird. Wie sind Handlungsplanung und Antizipation? Wie ist das Arbeitsgedächtnis – wie effizient wird das handlungsleitende Konzept verfolgt?

Meist kann man die Exekutiven Leistungen in der Frühreha wegen Aphasie oder motorischen Defiziten oder visuellen Einschränkungen nicht rein sprachlich-schriftlich erheben, wie bei gängigen Planungstests. Da die räumlichen Leistungen häufig aber ebenfalls beeinträchtigt sind, eignen sich 33er-Pack oder Handlungssequenz-Sortier-Aufgabe, um Auffassung, Strategiebildung und Problemlösung ohne Einfluss der Visuokonstruktion zu untersuchen.

Downgrade: Magnettafel: Es können Farb-Abfolgen auf der Magnettafel nachgelegt oder mit Holzwürfeln nachgebaut werden, je nach den motorischen Möglichkeiten des Patienten. Ziel ist selbständiges Handeln zu provozieren und Verhaltensbeobachtungen bzgl. Konzentration, Impetus, Auffassung und Exekutive zu ermöglichen.

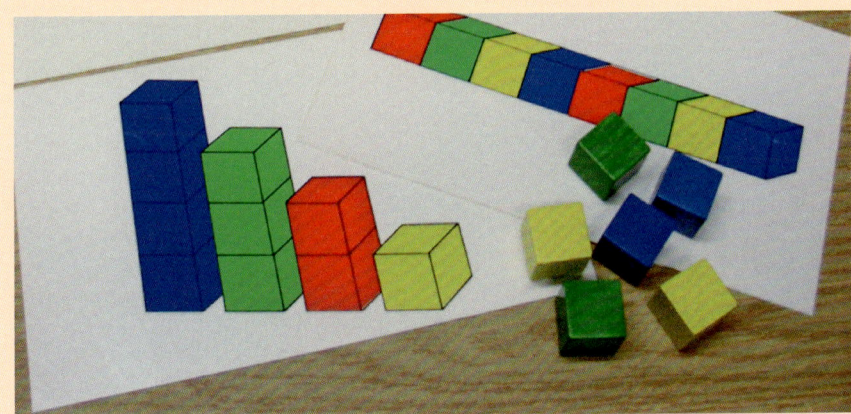

Farb-Reihen nachbauen

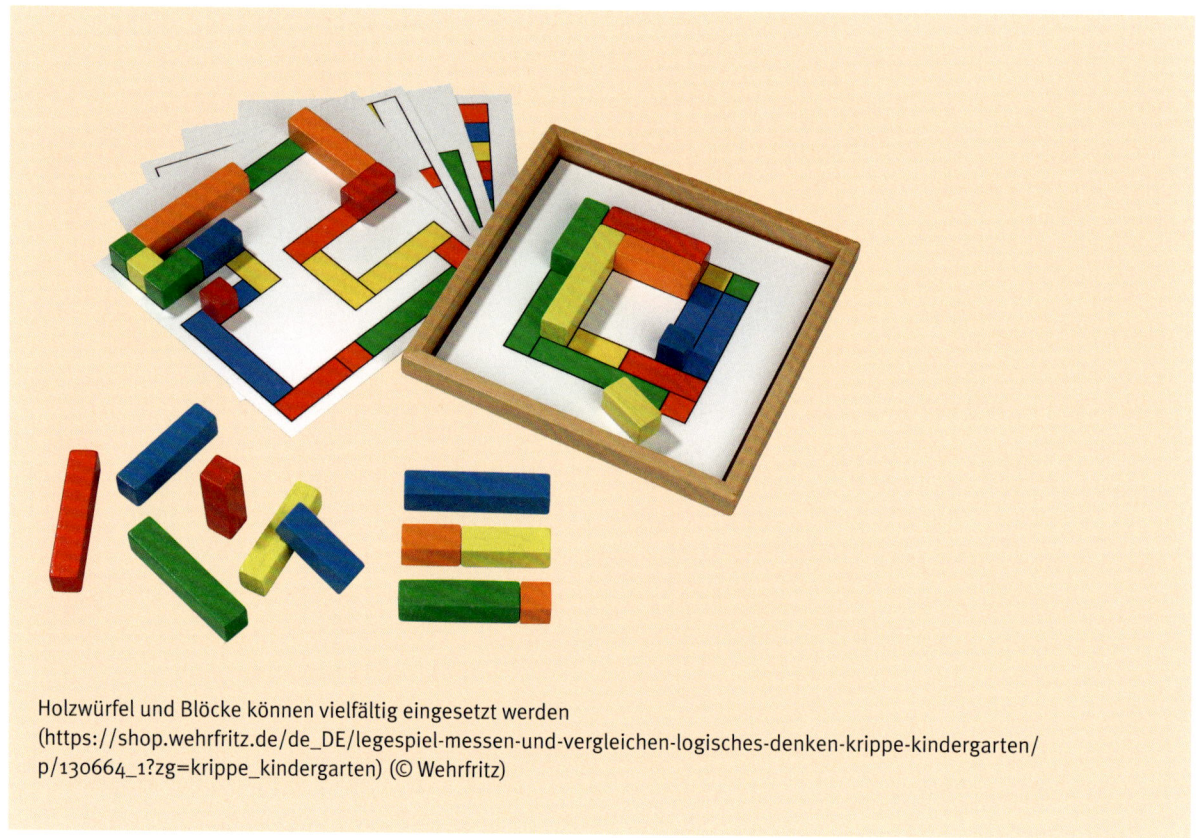

Holzwürfel und Blöcke können vielfältig eingesetzt werden
(https://shop.wehrfritz.de/de_DE/legespiel-messen-und-vergleichen-logisches-denken-krippe-kindergarten/
p/130664_1?zg=krippe_kindergarten) (© Wehrfritz)

Bei **MCS-Patienten** kann bei den weiteren Terminen die Anforderung an die Handlungsfähigkeit dadurch gesteigert werden, dass nicht nur die eigene Körperwahrnehmung angesprochen wird (wie bei der Basalen Stimulation), sondern ein Orientieren zum Nahraum provoziert wird. Hier sind hingehaltene persönliche Gegenstände, nach denen gegriffen werden soll, oder die zum Manipulieren anregen (Windspiel) geeignet, ebenso ein Softball, der dann in eine Box abgeworfen werden soll. Dafür ist gezieltes Greifen, Festhalten und vor allem wieder Loslassen erforderlich, was in dieser frühen Phase häufig noch nicht stabil gelingt und zu Beginn eher als geführte Bewegung ausgeführt werden kann. Als Verhaltensbeobachtung bieten sich hier die visuelle Orientierungsreaktion, Blickfolgebewegungen und vom Patienten (teilweise) übernommene Aktionen zur Beurteilung der Objekterkennung, konzentrativen Ausrichtung und Auge-Hand-Koordination an.

Motivierend sind auch Buzzer oder andere Schalter, die einen Ton von sich geben, kurze Aufnahmen wiedergeben oder andere Aktionen auslösen, wenn der Patient sie berührt.

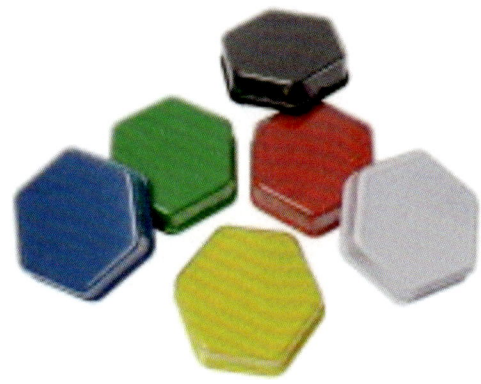

Talking Tiles zur Aufnahme von bis zu 80 sec von
Talking Products (http://www.talkingproducts.com/
catalogsearch/result/?q=buzzer&x=0&y=0)

Oder Magnete, die man mit einer Schiebe-Bewegung des Arms zusammenschieben und dann in eine Box abheben kann. Hiermit soll der Handlungsimpuls trainiert und die Selbstwirksamkeit verbessert werden. Greifen und Loslassen kann zuerst mit einem Objekt über der Abwurf-Box angebahnt und geübt werden. Zunehmend kann die Anzahl der Objekte erhöht werden. Später bieten sich dazu ein Vier-Gewinnt-Rahmen mit großen Chips an, die beim Fallenlassen ein Geräusch machen, oder eine Murmelbahn, die das Loslassen noch länger positiv verstärkt.

Ergänzende Vorlagen

„Agnosie" mit Bildern zu Realgegenständen oder farblich eindeutigen Objekten und Buntstiften zum Ausmalen. Hier kann beobachtet werden, ob der Patient die passenden Farben auswählt, wenn er die Motive erkennt.

Gleichzeitig bietet das Ausmalen auch eine gute Beobachtungsgrundlage für Ausdauer, selbständiges Beenden – Verlagern des Fokus' – Fortfahren, Feinmotorik, Monitoring, Praxie und spontane Exploration. Gerade schwer beeinträchtigte Patienten können oft beim Ausmalen mehr eigenständige Aktivität zeigen und sind motiviert zum „Durchhalten", um die Fläche fertig auszumalen.

„Schmerzskala / Befinden" dient der Angabe von Schmerzen oder anderer Befindensmaße (Müdigkeit, Schwindel, Traurigkeit, Angst, …). Da die Patienten anfangs sehr häufig schwerste Gedächtnisstörungen haben, können sie sich an den Vortag oder die letzte Nacht meist nicht erinnern. Will der Arzt aber z. B. die Schmerzmedikation zielführend anpassen, benötigt er eine quantifizierbare Aussage über Zu- oder Abnahme. Die Frage „Sind die Schmerzen heute weniger als gestern." wird kein Patient mit Gedächtnisproblemen sinnvoll beantworten können. Das Zeigen auf der Thermometer-Skala oder das Benennen der Ziffer für eine Schmerzstärke von 0 bis 10 im aktuellen Moment, gelingt selbst schwer beeinträchtigten Frühreha-Patienten erstaunlich gut. Somit ergibt sich eine Momentaufnahme, die bei täglicher Erhebung auch eine objektive Messung der Schmerzveränderung darstellt. Ebenso kann die Skala für Stimmungsangaben bei Aphasikern oder für andere Befindlichkeiten genutzt werden. Sie ist intuitiv durch die Patienten zu bearbeiten und durch die senkrechte Skalierung robust gegen Verzerrungen durch Gesichtsfeldeinengungen oder fehlerhafte Halbierung, wie beim visuellen Neglect.

4.   Auswertung

Die standardisierten Testverfahren erheben Skalenwerte, die eine Performanz mittels berechenbarer Testscores angibt. Die Normierung ermöglicht eine Beurteilung der Leistungsgüte im Abstand zum Durchschnittswert der betreffenden Population. Dies ermöglicht eine Auswertung in Prozenträngen oder T-Werten, so dass sich gemessene Leistungsdefizite als unterdurchschnittlich beurteilen lassen. Das ERBSE-Screening bietet kein standardisiertes Vorgehen, da es sich jeweils an die Fähigkeiten des Patienten anpasst. Die ERBSE-Skalen sind derart einfach gehalten, dass jedes Performanzproblem als deutliches Defizit zur Normalpopulation zu bewerten ist. Auch erlaubt die ERBSE keine quantitative Auswertung, sondern lässt sich nur deskriptiv-qualitativ auswerten.

4.1   ICF-Kodierung

Die World Health Organization (WHO) hat nach der International Classification of Diseases (ICD-10, 2010) einen Katalog der Leistungsbereiche und Partizipationsfelder von Menschen in Gesellschaften zusammengestellt, die International Classification of Functioning, Disability and Health (ICF, 2012). Diese Klassifikation der Funktionsfähigkeit, Behinderung und Gesundheit kodiert neben mentalen Funktionen auch teilhabeorientierte Ziele und hilfreiche oder hinderliche Umweltfaktoren. Hierbei werden die mentalen Leistungen in einzelne Teilfunktionen (body functions) der b-Kodierungen unterteilt, während die d-Kodierungen komplexere Hirnleistungen beschreiben, die die Alltagsfunktionen (domains) abbilden. Die ERBSE orientiert sich an der Einteilung der Basiskodierung dieser mentalen Funktionen der ICF – primär werden also Aussagen über die b-Funktionen getroffen, da das Screening höherer Hirnleistungen bei Frühreha-Patienten nicht immer eindeutig möglich ist.

Für Leser, die mit der ICF-Kodierung nicht vertraut sind, wird hier die ICF-Einteilung einiger in der ERBSE erhobenen Wahrnehmungsfunktionen zitiert:

b156 Funktionen der Wahrnehmung
Spezifische mentale Funktionen, die die Erkennung und Interpretation sensorischer Reize betreffen.

- **b1560 Auditive Wahrnehmung**
  Mentale Funktionen, die an der Unterscheidung von Geräuschen, Tönen, Tonhöhe und anderen auditiven Reizen beteiligt sind.

- **b1561 Visuelle Wahrnehmung**
  Mentale Funktionen, die an der Unterscheidung von Form, Größe, Farbe und anderen visuellen Reizen beteiligt sind.

- **b1565 Räumlich-visuelle Wahrnehmung**
  Mentale Funktionen, die am visuellen Erkennen von räumlichen Bezügen der Objekte in der Umgebung zueinander oder zu einem selbst beteiligt sind.

  - **d100 Bewusste sinnliche Wahrnehmungen**

  - **d160 Aufmerksamkeit fokussieren**
    Sich absichtsvoll auf einen bestimmten Reiz zu konzentrieren, wie ablenkende Geräusche filtern.

- **d166 Lesen**
Aktivitäten im Zusammenhang mit der Erfassung und Interpretation von Schrift und Texten
(z. B. Anweisungen, Bücher oder Zeitungen – auch in Braille) ...

Die Konzepte der ICF sind nicht primär neuropsychologisch, so dass häufig ein breiteres Spektrum von Funktionen unter einzelnen Funktionen subsummiert wird. Dennoch strukturiert die ERBSE ihre Diagnostikpunkte primär anhand der b-Kodierungen der mentalen Funktionsbereiche, da die Kostenträger für die Dokumentation in Rehabilitationseinrichtungen die ICF als allgemeine Vorgabe etablieren wollen. Entsprechend listet die Auswertungsschablone keine Störungsbilder (i. S. v. Agraphie, Akalkulie, Amnesie, ...) auf, sondern bewertet, welche Teilleistungen der Patient bereits erbringen kann. Da die Performanz in dieser ersten Phase der Rehabilitation noch sehr variabel ist, sind derartige „Diagnosen" in der Frühreha ohnehin noch nicht sinnvoll. Meist weisen Defizite oder fehlende Performanz weniger auf eine läsionsspezifische Störung hin, als dass sie vielmehr ein zu diesem Zeitpunkt noch generelles Hirnleistungsdefizit anzeigen. So können sich diese anfänglichen Unfähigkeiten manchmal innerhalb weniger Tage zurückbilden, wenn Hirndruck und Entzündungsparameter sich normalisiert haben. Daher bietet es sich an, vorerst beim deskriptiven Ressourcen-Beschreiben zu bleiben, anstatt vorschnelle Diagnosen wieder revidieren zu müssen.

Für das Screening wurden solche mentalen Leistungen ausgewählt, die in dieser frühen Phase relevant für Kommunikation, Mitarbeit und meist nötige Orientierungshilfen sind. Diese sind für den ERBSE Auswertungsbogen wie folgt zusammengefasst:

„hören":

| b1560 | auditive Wahrnehmung |

„sehen / erkennen":

| b1561 | visuelle Wahrnehmung |

„bewegen / zeigen":

| d130 | nachmachen, nachahmen, imitieren |
| b1600 | Denktempo |

„initiieren / fortsetzen":

| b176 | komplexe, zweckgerichtete Bewegungen / Handlungen durchführen |
| d160 | Aufmerksamkeit fokussieren |

„inhibieren":

| b1470 | psychomotorische Kontrolle, Antriebsminderung, Impulshemmung |

„Sprache verstehen":

| b1670 | Funktionen von Sprachverständnis |

„kommunizieren":

| d335 | nonverbale Kommunikation |
| d330 | sprechen |

„erinnern":

| b114 | Funktionen der Orientierung |
| b144 | Funktionen des Gedächtnisses |

„Auffassung":

b117	Funktionen der Intelligenz
b164	höhere kognitive Funktionen (Exekutive)

„Stimmung / Störungseinsicht / Antrieb":

b130	psychische Energie und Antrieb
b1301	Motivation
b152	emotionale Funktionen
b1520	(Situations-)Angemessenheit der Emotion

Das Screening erfolgt relativ grob anhand des Auswertungsbogens mittels + / - Angaben für vom Patienten aktuell eindeutig vorhandene oder definitiv nicht erbringbare Leistungen. Besonders aussagekräftige Verhaltensbeobachtungen und eindeutige Reaktionen sollten explizit erwähnt werden. Stichwortartige oder ausführliche Notizen auf der Rückseite sind günstig, um sich am Ende des Screenings noch an besondere Beobachtungen zu erinnern. Ist eine Leistung stabil und sicher als gegeben zu beurteilen, wird dies mit (+) am linken Rand vermerkt. Ist eine Hirnfunktion definitiv an mehreren Untersuchungsterminen trotz günstiger Bedingungen nicht gezeigt worden, wird hiermit (-) gescored. Handlungen, die nur geführt oder mit Hilfestellung vollbracht werden konnten, geben vorerst keinen Aufschluss und folglich auch kein (+). Es werden über Freitext relevante Beobachtungen eingetragen oder Stichpunkte durch Unterstreichen / Einkreisen markiert. Hierbei ist es sinnvoll, nach jeder Screening-Stunde entsprechende Eintragungen vorzunehmen und stets die Untersuchungsbedingung (Uhrzeit, im Bett, im Rollstuhl, nach welcher vorangehenden Therapie oder Maßnahme) zu erheben und notieren.

Da die ICF kein Messinstrument darstellt, werden auch keine Summenscores über (+) oder (-) Leistungen berechnet. Wichtiger als die Anzahl der (+)-Vermerke ist also die Analyse der notierten Beobachtungen und die Interpretation der Verhaltensproben. Da bei jedem Screening die Bedingungen der Untersuchung berücksichtigt werden, können hilfreiche Faktoren oder ungünstige Umweltbedingungen erkannt und in Zukunft vermieden werden. Für die schriftliche Dokumentation wird empfohlen, aufgrund der großen intraindividuellen Leistungsvarianz beim deskriptiven Stil des Auswertungsbogens zu bleiben und die grundlegenden Hirnfunktionen, die vom Patienten bereits auf Alltagsniveau ausführbar sind, entsprechend zu nennen. Eine derartige Beschreibung konkreter Fähigkeiten und hilfreicher Bedingungen ist für das interdisziplinäre Behandlungsteam meist besser nutzbar, als abstrakte Formulierungen mit neuropsychologischen Fachbegriffen.

4.2 Formulierungsvorschläge für den schriftlichen Befund

Generell sollten beim Schreiben eines Befunds die Adressaten berücksichtigt werden. In der Frühreha wird es sich um Kollegen aus dem interdisziplinären Team handeln, die teilweise dasselbe Vokabular, teilweise aber auch andere Begrifflichkeiten verwenden. Daher sollte mit Fachausdrücken sparsam umgegangen werden. Ein deskriptiver Stil mit praxisbezogenen Verhaltensbeispielen ist sinnvoller als Testwerte und abstrakte Formulierungen. Da sich bei guter Dynamik die relevanten Leistungen rasch verändern können, ist eine regelmäßige Aktualisierung der Befunde ratsam, damit diese Informationen für Verlängerungsanträge gegenüber den Kostenträgern verwendet werden können.

Im Falle einer Entlassung ins häusliche Umfeld oder in eine Pflegeeinrichtung sind ebenfalls für fachfremde Personen verständliche Formulierungen und die explizite Erwähnung von Problemen sinnvoll, damit die Patienten nicht überfordert werden oder ihr Unvermögen als mangelnde Motivation verstanden wird. So können Gesichtsfeldausfälle für Laien durchaus als „Blindheit im rechten Seh-bereich" formuliert werden. Auch Gedächtnisprobleme werden für das spätere soziale Umfeld ver-ständlicher, wenn man schreibt „Informationen oder Ereignisse sind bereits nach wenigen Minuten komplett vergessen". Exekutive Defizite sollten in ihren Folgen für den Alltag oder besser Kompen-sationsmöglichkeiten angeführt sein: „... verliert häufig den Handlungsfaden oder lässt sich von un-wichtigen Nebentätigkeiten ablenken. Er/sie profitiert aber von kurzer Beschreibung der Aufgaben und Anleitung zum schrittweisen Vorgehen."

Wachheit, Kontaktfähigkeit

- ist schläfrig / schläft ohne konstante Stimulation ein / ist schwer erweckbar
- ist wach / bleibt auch in Pausen wach und auf den Untersucher ausgerichtet
- reagiert auf Ansprache mit Blickkontakt / Tonuserhöhung / Kopfwendung
- reagiert mimisch / gestisch auf Ansprache
- reagiert auf Berührung mit ...
- kann geführte Bewegungen übernehmen
- hält Blickkontakt, zeigt Blickfolgebewegungen
- reagiert im Sitzen wacher und rascher
- ist nach motorischen Therapien sehr erschöpft / aktiviert und reagibel
- nickt / schüttelt den Kopf / zeigt einen (in-)konstanten Ja-Nein-Code
- ist uneingeschränkt kontaktfähig

Aufmerksamkeit

- ist stark verlangsamt / reagiert oft erst mit mehr als 10 Sekunden Verzögerung
- ermüdet innerhalb von wenigen Minuten
- hat Aufmerksamkeitsschwankungen, zeigt phasenweise Nullreaktionen
- kann sich maximal 3 Minuten auf eine Aufgabe ausrichten
- kann die Aufmerksamkeit nicht teilen, so dass stets nur ein Sinneskanal wahrgenommen werden kann
- ist erhöht ablenkbar und benötigt daher ein ruhiges Arbeitsumfeld
- zeigt bei simultaner Stimulation auf zwei Kanälen keine Reaktionen mehr
- kann einfache Tätigkeiten über mehrere Minuten selbständig ausführen

visuelle und auditive Wahrnehmung

- reagiert mit Blicksakkaden auf neu auftauchende Reize
- kann explorieren und Reize finden
- betrachtet Material und folgt mit dem Blick
- vernachlässigt Reize auf der linken Seite
- sucht nur nach Hinweis im rechten Gesichtsfeld
- kann lesen, kann Objekte erkennen, kann gezielt nach Objekten greifen
- kann bei normaler Lautstärke hören
- hat keine Hörminderung, kann aber Geräusche und Sprache nicht immer korrekt verarbeiten
- zeigt auf einfachem Niveau normales Sprachverständnis

räumlich-konstruktive Leistungen

- kann leserlich schreiben
- kann einfache Zeichnungen anfertigen
- kann einfache Muster nachlegen

- findet sich auf der Station zurecht
- kann sich Positionen merken
- kann ein 4-teiliges Puzzle nicht ohne Hilfe lösen

Kommunikation und Kulturtechniken

- kann Schrift zur Kommunikation nutzen
- kann lesen und den Therapieplan nutzen
- reagiert adäquat auf Fragen
- kann sich mitteilen und seine/ihre Bedürfnisse verständlich machen
- kann mit Uhrzeiten (analog, digital) umgehen
- hat ein Konzept von Mengen und Geld
- kann Konzepte wie Gleichheit oder semantische Gruppen erfassen

Gedächtnis

- ist orientiert zur Person, kann Fakten aus dem Altgedächtnis abrufen
- erinnert sich an Therapeuten oder Material
- findet sein/ihr Zimmer
- vergisst während einer Aufgabe das Ziel der Handlung
- kann nach einem Tag Verstecke / Informationen erinnern
- erkennt Personen auf Fotos und kann Familienmitglieder benennen

Exekutive Funktionen

- kann Handlungen selbständig initiieren
- kann Handlungsimpulse steuern
- kann sich bremsen, kann Tätigkeiten beenden
- perseveriert bei Handlungen, echolaliert
- benötigt externe Anleitung und Strukturierung
- hat Probleme bei mehrschrittigen Handlungen
- benötigt einen externen Impuls, führt die Aufgabe dann aber selbständig weiter
- hat Auffassung und erkennt Probleme im Handlungsweg
- kann bei Problemen selbständig korrigieren

Die von Neuropsychologen häufig verwendeten Befundmasken mit Profil-Einteilungen nach leicht bis schwer gestört sind in der Frühreha wenig aussagekräftig, da die Defizite der Patienten meist in der Maximalausprägung vorliegen und somit alle Funktionen als „schwer gestört" oder „weit unterdurchschnittlich" angegeben werden. Der deskriptive Befundstil hat den Vorteil, dass das Leistungsprofil des Patienten für Kollegen im interdisziplinären Team anschaulich beschrieben wird und sich zeitnah zur Diagnostik daraus Therapieziele aus den beschriebenen Alltagsproblemen ableiten lassen.

5. Fallbeispiele

Da das Screening mit der ERBSE sehr offen und flexibel gehalten werden muss, kann dieses Manual keine enge Anleitung liefern. Am günstigsten wären Videomitschnitte vom Diagnostikablauf bei einzelnen Patienten, was in diesem Medium und aufgrund der Datenschutzvorgaben so nicht möglich ist.

Stattdessen sollen drei exemplarische Diagnostik-Abläufe hier protokolliert und die daraus ableitbaren schriftlichen Dokumentationen in Befundform skizziert werden.

5.1   Hypoxie

> **Frau X:**
> 43-jährige Patientin mit hypoxischem Hirnschaden nach Laienreanimation bei Herzstillstand, erneute Reanimation auf der Intensivstation; weitere Komplikationen im Verlauf waren das Auftreten einer trachealen Blutung und posthypoxische Myoklonien.

1. Läsionsspezifische Hypothesen:

Nach Sauerstoffmangel lassen sich im neuropsychologischen Bereich primär Defizite von Gedächtnis und Gesichtsfeld erwarten. Höchstwahrscheinlich liegen Störungen der sensorischen Wahrnehmung und der Aufmerksamkeit vor, sehr häufig auch Probleme bei Motorik und Semantik.

2. Kontaktfähigkeit und Antwortmodus:

Zum Ersttermin liegt die Patientin wach im Bett und schlägt mit dem rechten Bein an das gepolsterte Seitenteil. Die Trachealkanüle ist geblockt, die Hände sind mit Fixierhandschuhen versehen. Die Patientin ist monitorüberwacht und hat eine PEG. Es ist 11.30 Uhr, die Zimmernachbarin schläft.

„Hallo Frau X., mein Name ist … . Wir haben jetzt einen Termin."

Während dem Abbauen des Bettgitters und dem Lösen der Fixierung erfolgt keine gezielte Reaktion auf die Ansprache. Erst bei Berührung lässt sich eine unmittelbare Tonuserhöhung und Kopfwendung zum Untersucher feststellen.

„Liegen Sie gut so?" – „Können Sie mich gut sehen?" – „Was haben Sie denn da für ein nettes Plüschtier?"

Frau X. zeigt keinen Blickkontakt, hingehaltene Objekte werden nicht fixiert, vereinzelt ist aber eine kurze Orientierungsreaktion in Form einer Blicksakkade auf schnell auftauchende Reize zu beobachten.

„Sie sind bei uns im Krankenhaus."

Sie reagiert mit geschürzten Lippen, fängt an zu reden.

„Sie sind hier bei uns in der Reha in … . Und ich bin Therapeutin. Ich möchte diese Woche mal schauen, was alles schon gut klappt. Wie gut können Sie sich denn schon bewegen?" – „Nehmen Sie mal Ihr Plüschtier in die Hand?"

Frau X plappert ohne Stimme stark verlangsamt, mit viel Mimik, macht grobmotorische Bewegungen mit den Händen, die Finger sind abgespreizt, der Kopf nach hinten ins Kissen gedrückt. Der Untersucher nimmt die rechte Hand der Patientin in seine und massiert leicht Finger und Handrücken:

„Drücken Sie mir mal fest die Hand?"

Bis auf eine Erhöhung des Gesamttonus' erfolgt keine gezielte Reaktion. Daraufhin wird die eigene Hand um ihre geschlossen:

„Drücke ich jetzt Ihre Hand?" Wieder keine Reaktion.

„Frau X, wie heißen Sie denn mit Vornamen?" „Sie heißen Xx. Stimmt das?", „Sagen Sie mal laut Xx!"

Es sind weder Nicken noch Kopfschütteln provozierbar, die Sprechversuche sind nicht verständlich und erfolgen nicht dialogisch zu den Fragen. Die Finger werden sehr steif gehalten, die Handgelenke sind nicht frei beweglich. Damit scheinen Blickbewegungen und Zeigegesten für einen Ja-Nein-Code nicht zielführend, Nicken sollte aber motorisch möglich sein und daher in Folge angebahnt werden. Da Kontaktfähigkeit gegeben ist und zumindest ungerichtet auf Ansprache und Reize reagiert wird, wird versucht, eine Ja-Nein-Kommunikation zu ermöglichen.

„Frau X, wenn Sie ‚Ja' sagen, dann nicken Sie. Nicken Sie bitte mal für mich?"

„Können Sie auch Kopfschütteln? Wie sagen Sie denn ‚Nein'?"

Es erfolgt keine adäquate Reaktion, aber sie ist weiterhin wach und zugewandt.

„Das ist noch schwierig für Sie mit dem Bewegen. Wir machen jetzt eine Übung mit den Armen. Machen Sie mit?"

Es wird Basale Stimulation an beiden Armen durchgeführt – hier fällt die hohe Abwehrspannung auf. Geführte Bewegungen sind nur mit Kraftaufwand möglich, allerdings scheint Frau X die Instruktionen zu verstehen („Jetzt ans Kinn"), da sie z. B. mit dem Kopf der Hand entgegenkommt. Sie schläft im Verlauf der Stimulation ein.

Die ersten Notizen auf dem Auswertungsbogen sehen wie folgt aus:

ERBSE

Datum: _____   Name: **Frau X.**

PatientIn konnte heute: ___X___   Uhrzeit: **11³⁰**   (liegend)/ sitzend / nach: **Pause**

hören Hörgerät	Reaktion auf Ansprache / Nachsprechen von Ziffer oder Wort
sehen / erkennen Brille	Blickkontakt / Blickfolge / (Gleiches) Finden / Vorlesen / Abzeichnen / Farben / Real-Objekte,... Neglect / Schriftgröße *Vis. O-Reaktion nach beiden Seiten re>li*
bewegen / zeigen	Motorik / Mimik / Koordination / Tempo *Greifen nicht möglich, Massenbewegungen, Tonus ↑*
initiieren / fortsetzen	Handlungsimpuls / Ausdauer / Konzentrationsspanne
inhibieren	Ablenkbarkeit / Aufmerksamkeitsshift / Perseveration / Reden
Sprache verstehen	ASV / LSV: Aufforderungen befolgen / Motive zeigen *geführt, kommt mit Kopf entgegen* Fassen Sie an Ihr Kinn. /Rümpfen Sie die Nase. /Kratzen Sie meine Hand. /Zeigen Sie mir Ihre Zähne. /Schauen sie raus.
kommunizieren	Gesten / Ja-Nein-Code / Schreiben / Antworten / Benennen *spricht trotz geblockter TK* Ist das Ihr Arm, den ich gerade drücke? Sind Sie aus Spanien?
erinnern	biographisch / episodisch / semantisch / Orientierung / Kalender / Versteck / Free Recall oder Recognition Name, Wohnort, Geb.dat. / Ort, Schläuche / *Reihen, Ratewörter*
Auffassung	Konzept erfassen / Situation verstehen / Problem erkennen

Stimmung / Störungseinsicht / Antrieb	**Praxie** (Alltagsgegenstände)

Kulturtechniken	Lesen /Schreiben / Rechnen /Uhr / Geld // *Diktat / Würfel / Ziffern*

selbständig handeln		*Downgrade:*
	Kalender	*Motive*
Zeichnen	Sonne / Apfel / Fisch / Haus / Glühbirne	*Abzeichnen: Formen (Dreieck, Kreis) /Sternfisch /Apfelkorb*
Sortieren	Geld / Zahlen / Motive links bzw. rechts anlegen	*Gleiches zuordnen / Farb-Gruppen (Magnete)*
Steckpuzzle einräumen	Formen zuordnen greifen / positionieren / lösen	*mit Hinweis auf Ort in Hand gelegt /geführt /Ball*

3. ERBSE-Sets:

Set 1: Kalender für visuelle Wahrnehmung und verbale Fähigkeiten

Zweiter Termin im Rollstuhl, weiterhin hoher Tonus, TK entblockt mit Sprechfunktion, Patientin wach und motorisch ruhig, Zimmernachbarin nicht anwesend, Termin wird aus Zeitgründen direkt im Patientenzimmer abgehalten.

Zu Beginn wird der Kalender vorgehalten und besprochen, es erfolgt aber keine gezielte Blickbewegung auf Informationen und Aufforderungen. Frau X hört aufmerksam zu, leugnet die Fakten und reagiert auf Fragen mit „Weiß ich nicht". Mimisch wirkt sie angespannt, verbal ist sie schwer dysarthrisch, so dass ihre gelegentlichen spontanen Äußerungen leider kaum verständlich sind. Der Kalender wird aufgehängt:

„Merken Sie sich bitte, dass der Kalender an der Wand hängt. Ich frage Sie nachher nochmal danach."

Um die visuelle Wahrnehmung zu überprüfen, wird wegen der nicht ersichtlichen Exploration und fehlender motorischer Möglichkeiten statt der Vorlage „Motive" gleich das Downgrade „Magnettafel" verwendet (Gelb nach oben, Rot nach unten).

Motorisch ist keine Mitarbeit möglich, bei geführten Bewegungen erhöht sich eher die Abwehrspannung, auch lässt sich keine Auge-Hand-Koordination herstellen. Aufmerksamkeit und Sensorik scheinen zu schwer gestört, die Aufgabe kann nicht bearbeitet werden.
Auf der Tafel sind nur noch gelbe Magnete:

„Frau X, welche Farbe haben denn die Punkte hier?" - „Gelb."

Es werden nun die blauen Magnete auf die Tafel gesetzt: „Stimmt, und jetzt?" – „Gelb."
Sie perseveriert verbal. Es fällt aber auf, dass sie bei neu gesetzten Magneten auch jeweils auf die korrekte Stelle an der Tafel blickt. Da sie im Weiteren konstant auf „Gelb" perseveriert, wird ein neues Konzept aktiviert:

Es sind 3 grüne Magnete auf der Tafel:
„Wie viele Magnete sehen Sie denn?" – „Vier."
„Frau X, ich schreibe mal die passende Ziffer auf die Tafel. Lesen Sie bitte vor."

Vorlesen von Ziffern gelingt nicht, keine Treffer mehr. Bisher waren weder gezielte Blicksakkaden noch ein Fixieren der Objekte zu beobachten. Da neben Gesichtsfeldausfällen auch Sehstörungen höherer Ordnung vorliegen könnten – zusätzlich aber auch noch eine Visusminderung vorliegen mag – wird der große Fisch aus der Vorlage „Motive" vorgelegt und sehr nah vor beide Augen gehalten. Hier ist nun keine Exploration nötig und die Wahrscheinlichkeit sehr hoch, dass das Motiv auf einen erhaltenen Gesichtsfeld-Ausschnitt trifft.

„Frau X, schauen Sie mal. Das hier ist ein Fisch, oder?"

Es folgt das Vorlagenbild Esel, auf dieselbe Stelle gelegt.

„Und was ist denn das?" – „Ein Tier." – „Wie heißt das Tier?" – „Weiß ich nicht." – „Ist es ein Pferd, ein Esel oder ein Hund?" –„Ein Esel."

Birne: „Was ist das?" – „Eine Frucht." – „Welche?" – „Ein Apfel." – „Nein. Ist das eine Ananas, eine Banane oder eine Birne?" – „Eine Birne."

Zigarette, Fisch und Hubschrauber werden nicht mehr erkannt, sie perseveriert auf „eine Frucht". Es erscheint nun plausibel, dass Frau X zumindest nicht kortikal blind ist, da sie prompt die richtigen semantischen Felder zu den Objekten genannt hat. Auch berichtet die Pflege vom korrekten Benennen von Personen auf den Familienfotos. Es besteht aber neben der visuellen Einschränkung der Verdacht auf semantische Amnesie bei zusätzlichen Problemen durch Echolalie und Perseveration. Von daher wird nun primär die Semantik überprüft, ob Sprache ein geeigneter Antwortmodus sein kann.

Vorlage Ratewort:

„Frau X., lassen Sie uns Wörter raten. Kennen Sie die Länder für diese Hauptstädte? Paris liegt in Frankreich. Wo liegt denn London?" – „Weiß ich nicht." – „London liegt in England. Und Berlin liegt in … ?" – „Deutschland." – „Genau. Rom liegt in …?" – „Deutschland. Ne, stimmt nicht." – „Portugal, Spanien oder Italien?" – „Italien."

Beim Erraten von eng verknüpften Begriffen ist sie relativ gut („Ein Tier, es schwimmt im Wasser und hat Schuppen." – „Fisch.", „Was kann man rauchen?" – „Zigaretten.", „Ein anderes Wort für Helikopter?" – „Hubschrauber.").

Beim Beschreiben von Begriffen hat sie aber keinen Zugriff auf die semantischen Konzepte: „Frau X, was ist Teer?" - „Weiß ich nicht." – „Und was bedeutet Rumpf?" – Sie schweigt. „Was macht man mit einem Kuvert?" – „Weiß ich auch nicht."

Der Wortabruf ist gestört, die freie Rede aber nur wenig beeinträchtigt. Da visuelle Wahrnehmung und motorische Fähigkeiten massiv eingeschränkt sind, bleibt somit nur der verbale Kanal als Antwortmodus – hier müssen im weiteren Verlauf der Diagnostik die Perseverationstendenz und die semantischen Probleme berücksichtigt werden.

Set 2: Postkarte, Geld, Uhr, ...

Dritter Termin im Herzbett, entblockte TK mit Sprechfunktion, Finger weiter steif gestreckt, Bewegungsaufforderungen für Arme und Beine können nicht umgesetzt werden, Bewegungen im Gesicht (Augen schließen, Zunge vorstrecken) stark zeitverzögert möglich, geführte Bewegungen bei hoher Abwehrspannung eher mit Schmerzen verbunden.

„Hallo Frau X, wir beide haben jetzt einen Termin. War ich denn schon mal hier bei Ihnen, oder muss ich mich noch vorstellen."

„Vorstellen, bitte."

„Ich heiße … und bin hier Therapeutin. Sie sind bei uns zur Reha. Ich hab Ihnen gestern einen Kalender mitgebracht, wo ist der denn?"

Frau X zuckt mit den Schultern und wirkt ratlos.

„Schauen Sie mal im Zimmer, ob Sie den irgendwo entdecken."

Sie blickt etwas Richtung Decke und zeigt nur Massenbewegungen, findet aber keinen Kalender. Die Informationen von gestern werden ebenfalls nicht erinnert, vielmehr sagt sie, sie habe einen Autounfall gehabt und ist dabei auch recht beharrlich. Der Kalender wird aktualisiert und wieder an die Wand gehängt.

Stifthalten und Schreiben sind motorisch nicht möglich, stattdessen wird die Heimat-Adresse für die Postkarte erfragt (Straße und Ort werden korrekt erinnert), der Untersucher füllt hierbei die Felder aus. Frau X erkennt auf der Karte einen Teil des Motivs und kann die Farbe der Briefmarke nennen. Es fällt auf, dass sie spontan nur nach rechts exploriert und selbst nach Hinweis keine Such- oder Kopfbewegungen nach links macht.

Um einen multimodalen Neglect auszuschließen, wird mit dem Geldbeutel ein Geräusch links oder rechts von ihr erzeugt. Frau X kann jeweils korrekt den Kopf zur Geräuschquelle drehen, aber weder dorthin zeigen, noch die Seite korrekt benennen.

Da die Postkartenaufgabe motorisch nicht weiter bearbeitet werden kann und Geldbeträge berechnen nicht gelingt, wird die Uhr vorgelegt:

„Lassen Sie uns mal schauen, wie gut es mit dem Sehen geht. Haben Sie eine Brille?" – „Nein."

Es wird eine Karte der Vorlage Uhr analog vorgehalten mit 15:00 Uhr.

„Frau X., was ist denn das?" – „Eine Uhr." – „Wie viel Uhr ist es denn darauf?" – „Weiß ich nicht." – „Ist es da eins, zwei oder drei Uhr?" – „Eins."

Es werden noch 3 Uhrzeiten vorgehalten und aus 3 Alternativen jeweils falsch ausgewählt. Daher wird die Überprüfung „Uhr lesen" abgebrochen, der verbale Kanal ist kein geeigneter Antwortmodus.

Frau X kann aber weder zeigen noch gezielt blicken, so dass vorerst die verbale Kontrolle verbessert werden sollte.

Es wird innerhalb desselben Sets das Rechnen über Zeitintervalle gescreened:

„Frau X, wenn man um fünf Uhr losfährt und kommt eine halbe Stunde später an, wie spät ist es denn dann?" – „Zwölf Uhr." – „Und wenn ich um 12 Uhr losfahre und komme zwei Stunden später an, wann ist das dann?" – „Wieder um 12."

Damit erfolgt auch hier Abbruch der Aufgabe, eine erneute Überprüfung ist für die nächsten Termine geplant.

Es erfolgt der Downgrade mit Magnettafel, um die gezielten Blicksakkaden in die vier Ecken der Farben zu screenen. Frau X kann keine willkürlichen Augenbewegungen machen, kann aber rasch erscheinende Reize oder auf akustische Vorgabe (Magnete auf Tafel schnalzen lassen) mittels Blicksakkade finden und die Farben heute korrekt benennen.

Die Vorlage Mensch in Seitenansicht wird auf die Tafel geheftet. Frau X erkennt den Kopf. Es werden kurze Wörter von Körperteilen der Vorlage vor ihren Blick gehalten, aber Lesen gelingt nicht. Sie kann die Wörter buchstabieren, aber nicht lesen. Mit Textmarker werden einzelne Körperteile farbig markiert, die Farbe kann benannt werden, die Körperstellen werden nicht erkannt. Ebenso werden Berührungen am eigenen Körper von Frau X nicht korrekt zugeordnet.

Nach den beiden Untersuchungsterminen gibt es auf S. 68 folgende Beurteilung:

Set 2: Socken, Körper

Frau X sitzt im Rollstuhl, ist schläfrig, TK ist geblockt, zum Termin fährt sie die Therapeutin in ihr Büro, um durch den Ortswechsel und die Bewegung die Wachheit etwas zu steigern – zuvor hat sie aus dem Schrank ein Paar Socken mitgenommen.

„Frau X, waren wir hier schon mal in meinem Büro?"

Sie schüttelt den Kopf.

ERBSE

Datum: _____   Name: **Frau X.**

PatientIn konnte heute: ____X____   Uhrzeit: **10⁰⁰**   liegend / (sitzend) / nach: **Physio / 9³⁰ Herz-bett, Pause**

(hören) Hörgerät	(Reaktion auf Ansprache) / Nachsprechen von Ziffer oder Wort
(sehen / erkennen) Brille	Blickkontakt / Blickfolge / (Gleiches) Finden / Vorlesen / Abzeich-nen / (Farben) / Real-Objekte,... Neglect / Schriftgröße *fixiert, aber findet Objekt nicht, Suchbewegungen ↓*
bewegen / zeigen	Motorik / Mimik / Koordination / Tempo *geführte Bewegung → Abwehrspannung, Tonus↑*
initiieren / fortsetzen	Handlungsimpuls / Ausdauer / Konzentrationsspanne ↓↓ *perseveriert verbal*
inhibieren	Ablenkbarkeit / Aufmerksamkeitsshift / (Perseveration) / Reden
(Sprache verstehen)	ASV / LSV: Aufforderungen befolgen / Motive zeigen *Aufforderungen✓ Fragen✓* *Fassen Sie an Ihr Kinn. /Rümpfen Sie die Nase. /Kratzen Sie meine Hand. /Zeigen Sie mir Ihre Zähne. /Schauen sie raus.*
(kommunizieren) *kann nicht zuordnen*	Gesten / Ja-Nein-Code / Schreiben / (Antworten) / (Benennen) *meist korrekt* *Dysarthrie; häufig „weiß nicht"* *bzw. Kategorie* *Ist das Ihr Arm, den ich gerade drücke? Sind Sie aus Spanien?⟩*
erinnern ↓↓ *nicht wiedererkannt*	biographisch / episodisch / semantisch / Orientierung / Kalender / Ver-steck / Free Recall oder Recognition *Adresse* *Hauptstädte* (Name, Wohnort, Geb.dat.) / Ort, Schläuche / Reihen / (Ratewörter)
Auffassung	Konzept erfassen / Situation verstehen / Problem erkennen

Stimmung / ~~Störungseinsicht~~ / Antrieb	**Praxie** (Alltagsgegenstände)
Kulturtechniken	~~Lesen~~ / ~~Schreiben~~ / ~~Rechnen~~ / ~~Uhr~~ / Geld // Diktat / Würfel / Ziffern

selbständig handeln	*motorisch* ↓↓	Downgrade:
	Kalender	*Motive*
Zeichnen	Sonne / Apfel / Fisch / Haus / Glühbirne	*Abzeichnen: Formen (Dreieck, Kreis) /Sternfisch /Apfelkorb*
Sortieren	Geld / Zahlen / Motive links bzw. rechts anlegen	*Gleiches zuordnen / Farb-Gruppen (Magnete)*
Steckpuzzle einräumen	Formen zuordnen greifen / positionieren / lösen	*mit Hinweis auf Ort in Hand gelegt /geführt /Ball*

„Wo sind wir denn überhaupt hier?"
Sie lautiert „Klinik".
„In welcher Stadt sind wir hier?"
Man kann an den Lippen ablesen, dass es sich nicht um den korrekten Ort handelt.
„Sie sind hier in CDE zur Reha, weil sie einen Herzstillstand hatten."
Sie schaut überrascht.
„Wie geht es Ihnen denn jetzt?"
Man kann ablesen „Gut."
„Müssen wir irgend was üben hier in der Reha?"
Sie schüttelt den Kopf, zuckt mit den Schultern.

„Ich möchte mal testen, wie gut Ihr Gedächtnis funktioniert. Dafür habe ich hier ein Paar Socken von Ihnen. Die machen wir auseinander, helfen Sie mir?"
Geführtes Öffnen des Sockenpacks.
„Jetzt verstecke ich die Socken in meiner Hosentasche. Fühlen Sie, jetzt sind sie drin."
Die Hand der Patientin wird über die gefüllte Hosentasche geführt. Frau X muss lachen.
„Das sollen Sie sich jetzt bis morgen merken. Ich habe morgen dieselbe Hose wieder an, und wenn ich nach Ihren Socken frage, müssen Sie mich daran erinnern, dass die noch in meiner Hosentasche sind. Schaffen Sie das?"
Frau X macht eine Mimik als sage sie „Klar!".

„Jetzt machen wir eine Übung zum Spüren. Ich fasse ein Körperteil bei ihnen an, und sie sollen sagen, welches das ist. Fangen wir an?"
Es werden Körperteile sanft aber spürbar gedrückt, die verbalen Antworten kann man von den Lippen ablesen, da man weiß, welches Wort gesprochen werden müsste. Frau X kann heute knapp 60% der Körperteile korrekt benennen, liegt bei der Zuordnung der Seite aber auf Zufallsniveau. Es sind deutlich weniger Perseverationen zu beobachten, wenn zwischen hochfrequenten Begriffen und niederfrequenten abgewechselt wird und durch Einleitungen wie „Achtung, jetzt kommt etwas Schwieriges." die Alertness gesteigert wird.

Am Ende der Stunde wird das Versteck der Socken nochmal erfragt:
„Frau X, ich hab noch etwas versteckt vorhin. Wissen Sie noch, was das war?"
Man sieht die Lippenbewegung zu „Weiß ich nicht."
„Das waren ihre Socken. Wo sind die denn jetzt?"
Dann kann man die Konsonanten trotz Blockung der TK entziffern: „Im Schrank". Beim Hervorziehen aus der Hosentasche reagiert sie überrascht bis belustigt.

Am Folgetag wird weder das Sockenversteck erinnert noch Therapeutin oder Material wiedererkannt. Zumindest wird die Vorlage Mensch DIN-A3 visuell korrekt entziffert. Es werden bunte Punkte auf den Körper gezeichnet, und Frau X soll die Stellen finden und die Farbe nennen:

„Welche Farbe hat die Stirn? Welche Farbe hat der Po?"
Heute findet sie sich visuell ausreichend gut zurecht, die Augenbewegungen sind gezielter, auch die linke Seite wird exploriert. Spontan blickt sie aber primär nach rechts und braucht für das Finden der Reize links deutlich mehr Zeit.

Damit bekommt die Patientin ein (+) für Hören, Sprachverständnis, Kommunizieren. Beim Sehen und Erkennen besteht Verdacht auf eine komplexere Einschränkung, hier steht aber eher ein (+). Leistungen wie Bewegen, Inhibieren, Erinnern und selbständig Handeln bekommen ein (-).

4. Befund:

Frau X ist im Kontakt freundlich zugewandt und reagiert verzögert aber konstant auf Ansprache. Sie wendet sich akustischen Reizen nach beiden Seiten zu und hat ausreichendes Sprachverständnis, um einfache Instruktionen und Fragen zu bearbeiten.

Die visuellen Leistungen sind schwer gestört, es besteht der Verdacht auf Gesichtsfeldausfall und Neglectsymptomatik. Frau X baut keinen Blickkontakt auf, exploriert unsystematisch und kann die relevanten Stimuli auf einer Vorlage meist nicht finden.

Lesen oder Abzählen gelingt nicht, Farben oder Zeichnungen können zumindest phasenweise benannt werden. Hier wird aber eine starke Perseverationsneigung deutlich, die am ehesten auf mangelnde Hemmung bei Einbrüchen der Konzentration zurückzuführen ist. Sprachlich liegen zudem semantische Defizite und schwere Wortfindungsprobleme vor.

Frau X ist außer zur Person bisher nicht orientiert, reagiert darauf aber nicht besorgt. Neue Inhalte können derzeit nicht behalten werden, teilweise ist auch der Abruf biographischer Fakten oder von Altwissen erschwert. Innerhalb einer Sitzung können emotional besetzte Ereignisse behalten werden, am Folgetag werden aber weder Therapeuten wiedererkannt, noch Material und Inhalte erinnert.

Frau X ist konzentrativ stark eingeschränkt, aber ausreichend belastbar für die halbstündigen Einheiten, Antrieb und Stimmung sind regelrecht. Größte Einschränkung ist derzeit die schwere Wahrnehmungsstörung, so dass sie weder die Hände gezielt einsetzen kann, noch mittels Auge-Hand-Koordination zu besserer visueller Exploration angeleitet werden kann.

Ziel des neuropsychologischen Trainings sind die Verbesserung der verbalen Kontrolle und eine Stabilisierung der Aufmerksamkeitsleistungen.

5.2 GBS

Herr Y:
62-jähriger Patient mit Guillain-Barré-Syndrom, komplette Tetraparese, 24h-Beatmung, nasogastrale Sonde, Uhrglasverband auf dem linken Auge.

1. Läsionsspezifische Hypothesen:

Primär keine kognitiven Beeinträchtigungen, Visusminderung und evtl. auch Hörminderung, anfänglich noch delirante Symptomatik möglich, Ziel eher Kommunikation über Lesen und Augenbewegungen, wegen Notwendigkeit alternativer Kommunikationsmöglichkeiten durch absehbar langwieriges Weaning.

2. Kontaktfähigkeit und Antwortmodus:

Ersttermin auf Intensivstation, Vier-Bett-Zimmer, Monitor und Beatmung, seitlich gelagert, keine stabile Blickfixation, wach und macht Sprechversuche, aber Lippenlesen wegen der Paresen nicht möglich, keinerlei Funktion in den oberen Extremitäten.

„Hallo Herr Y, mein Name ist …, wir haben jetzt einen Termin. Liegen Sie so bequem?"
Blickkontakt teilweise gegeben, zuckende Bewegungen mit dem Kopf, aber kein eindeutiges Nicken beobachtbar.

„Sie sind bei uns zur Reha, das hier ist noch die Intensivstation. Aber ich möchte trotzdem schon mal schauen, wie gut es mit der Kommunikation klappen kann. Wie zeigen Sie denn ‚Ja'?"
Herr Y kneift sein rechtes Auge zu.
„Aha, Auge zu ist ja, stimmt das?"
Patient schließt erneut das Auge.
„Haben Sie auch ein Zeichen für ‚Nein'?"
Patient reagiert nicht.
„Wie sagen Sie denn „nein"?
Herr Y rollt mit den Augen nach oben, der Blick geht Richtung Stirn.
„Aha, Augen hoch rollen für ‚Nein'. Können wir das ein wenig üben?"

Es werden ein paar Probefragen gestellt, um den Ja-Nein-Code zu etablieren (Vor allem, wenn er beim Ersttermin gerade erst erarbeitet wurde, was auch häufig der Fall ist – dann bitte schriftlich über das Patientenbett hängen, damit das komplette Team denselben Code nutzen kann.).

„Sie haben einen Luftröhrenschnitt, da steckt noch eine Kanüle in ihrem Hals. Deshalb haben Sie momentan keine Stimme, wenn Sie sprechen. Aber wir können versuchen, ob Sie mit einer Buchstabentafel Wörter tippen können. Soll ich Ihnen mal zeigen, wie das geht?"

Herr Y kneift das Auge zu.

„Zuerst möchte ich schauen, wie gut Sie die Augen bewegen können."

Die Augenbeweglichkeit wird mit der Magnettafel und vier Farbmagneten in den vier Ecken überprüft. Damit es nicht zu Verwirrung kommt, falls der Augencode grünes Ja oben versus rotes Nein unten ist, sollten die Farbmagnete wie folgt auf die Ecken verteilt werden: links oben Gelb, rechts oben Grün, links unten Blau, rechts unten Rot.

„Schauen Sie bitte auf Blau."
„Wo ist Grün?"
„Schauen Sie bitte auf Gelb."
„Und jetzt auf Rot."
Notfalls, wenn die Augenbewegungen anfangs nicht korrekt ausgeführt werden, einen Farbmagneten in die Mitte setzen und in die passende Ecke schieben, dabei überprüfen, ob der Patient den Magneten mit dem Blick verfolgen kann.

Wenn keine allzu starke Blickataxie vorliegt und wenn einzelne Muskelgruppen gezielt kontrahiert werden können (Stirnrunzeln, Lippenschluss, Fingerbewegung), könnte man nun elektronische Kommunikationshilfen austesten und mit dem Patienten einüben.

Falls keine derartigen Hilfsmittel zur Verfügung stehen, bleibt nur die Buchstabentafel. Zuvor sollte man austesten, welche Schriftgröße vom Patienten noch problemlos erkannt werden kann, um Frustrationen bei diesem eher mühsamen Kommunikationsweg von vornherein zu vermeiden.
Es wird Karte mit Ziffer 7 aus der Vorlage 33er-Pack in das Blickfeld des Patienten gehalten.

„Schauen Sie mal diese Ziffer. Ist das eine Sieben?"
Herr Y schließt korrekt sein rechtes Auge. Nun folgte die Ziffer 3:
„Und ist das eine Vier?"
Er verneint mit Augenbewegung nach oben.

Bei Problemen kann eine bessere Entfernung (kurzsichtig-weitsichtig) gesucht werden. Wenn 4–5 Ziffern korrekt erkannt werden konnten, kann die Buchstabentafel in der Standard-Größe benutzt werden, da ihre Buchstaben dieselbe Schriftgröße wie die 33er-Pack-Ziffern haben. Sollte eine größere Schrift benötigt werden, muss die Tafel evtl. angepasst oder im optimierten Abstand zum Patienten positioniert werden.

Da die Farbmagnete sicher erkannt wurden und die bunte Buchstabentafel von Patienten als leichter in der Bedienung beurteilt wird, verwenden wir primär die Vorlage Buchstabentafel bunt.
„Wenn Sie einen Buchstaben tippen wollen, müssen Sie ihn hier auswählen. Die Buchstaben sind in alphabetischer Reihenfolge aufgelistet. Wenn Sie den nächsten Buchstaben gefunden haben, starten Sie mich mit ‚Ja'-Lidschluss. Dann lese ich langsam die Farben der Zeilen durch. Wenn die richtige Farbe genannt wird, bestätigen Sie mit ‚Ja' – dann lese ich die einzelnen Buchstaben in dieser Zeile vor. Und wieder schließen Sie die Augen für den Buchstaben, den Sie tippen wollen. Den schreibe ich dann hier auf die Tafel. Wenn er nicht stimmt, dann starten Sie mich nicht erneut. Wenn er korrekt ist, geht es mit dem nächsten Buchstaben weiter. Sollen wir es mal probieren?"
Herr Y schließt sein rechtes Auge.

„Schreiben Sie mal Montag."

Es hat sich für die ersten Wörter bewährt, neutrale Übungen zu wählen, da die beiden Dialogpartner sich erst aneinander gewöhnen müssen. Emotionale Inhalte brauchen mehr Vertrautheit mit dieser Kommunikationsform. Geübte Teams können in einer halben Stunde einige Sätze tippen. Es bleibt aber mühsam und konzentrativ anspruchsvoll – ist oft aber die einzige Möglichkeit für diese Patienten, sich irgendwie mitzuteilen.

3. ERBSE-Set:

Wenn es keine Hinweise auf delirante Symptomatik oder vorbestehende kognitive Einschränkungen gibt, wird nur das Kalender-Set durchgeführt und die Augenbewegungen beobachtet, ob der Patient ausreichend orientiert ist. Werden der Kalender und die anderen Fakten am Folgetag korrekt erinnert, können die weiteren diagnostischen Punkte läsionsbedingt als gegeben angenommen werden – es sei denn, beim Gespräch fallen gravierende Teilleistungs-Störungen auf.

Bei derartig schwer beeinträchtigten Patienten ist das Team oft besorgt, dass sie schwer depressiv sein könnten. Speziell wenn bei Fazialisparesen jegliche Mimik fehlt und Verlangsamung, Konzentrations-Lücken und Antriebsmangel vorliegen, wird fehlende Performanz oft mit „will nicht", „hat sich aufgegeben" interpretiert. Hier ist die Vorlage, „Schmerzskala/Befinden" als Stimmungsthermometer oder eine Schulnoten-Skala zum Erfragen der Stimmung günstig: Note 1 = sehr gut, Note 6 = ungenügend, Stimmung also ganz im Keller. Der Untersucher sagt die Noten langsam von 1 aufwärts und der Patient signalisiert „Ja" bei der passenden Note. Es hat sich gezeigt, dass selbst massivst eingeschränkte Patienten sich durchaus noch bei Note 3 bis Note 4 einstufen, was auch das Team dann emotional entlasten kann.

4. Befund:

Herr Y ist wach und zu den Therapien konzentriert und motiviert. Es gibt einen stabilen Ja-Nein-Code, den er zuverlässig nutzt. Konzentration und Ausdauer sind noch reduziert. Orientierung und Auffassung sind unbeeinträchtigt, es gibt keinen Hinweis auf Defizite bei Gedächtnis oder Exekutivfunktionen. Ziel des neuropsychologischen Trainings ist die Kommunikation mittels Buchstabentafel. Fernziel wäre eine selbständige Bedienung einer elektronischen Kommunikationshilfe, sobald die motorischen Funktionen dies zulassen. Die Stimmung ist situationsentsprechend gedrückt. Herr Y hat trotz der Schwere der Beeinträchtigungen Hoffnung und Geduld.

5.3   CIP nach Herz-OP

Frau Z:

74-jährige Patientin nach Herzklappen-OP mit kompliziertem Verlauf (Lungenentzündung, Sepsis, Multiorganversagen), dadurch Critical-Illness-Polyneuropathie mit schwerer Schluckstörung, vorerst nicht-entblockbar, PEG, Fixierhandschuhe wegen Unruhe nötig.

---

1. Läsionsspezifische Hypothese:

Denkbar wären aufgrund des hohen Alters ein vorbestehendes MCI („mild cognitive impairment") mit nun ausgeprägten kognitiven Defiziten, oder eine abklingende delirante Symptomatik oder eine septische Enzephalopathie; ebenfalls möglich wäre auch keinerlei kognitive Beeinträchtigung bei depressiver Reaktion.

2. Kontaktfähigkeit und Kommunikation:

Ersttermin: Frau Z. im Herzbett, greift mit Fixierhandschuhen in die Luft, lächelt und spricht mit geblockter TK in den Raum, vermutlich visuelle Halluzinationen. Es ist 14 Uhr, die Zimmernachbarin ist nicht im Raum.

Nach Ansprache nimmt sie stabilen Blickkontakt zur Therapeutin auf, reagiert auf die Begrüßung mit Floskeln, hält die Hände zum Öffnen der Fixierung entgegen und ist zugewandt und interessiert.

„Hallo Frau Z, mein Name ist … . Wir beide haben jetzt einen Termin. Sitzen Sie so bequem? Dann fangen wir an?"
Frau Z will etwas mitteilen, ist ohne Stimme aber nicht verständlich. Da ersichtlich ist, dass es motorisch keine Einschränkungen gibt, reicht die Therapeutin ihr das Klemmbrett und den Bleistift.
„Sie haben momentan noch keine Stimme wegen dem Luftröhrenschnitt. Können Sie schreiben? Brauchen Sie eine Brille?"
Sie nimmt das Klemmbrett und beginnt mit unleserlicher und immer kleiner werdender Schrift etwas zu schreiben.
„Frau Z, das kann ich nicht lesen. Schreiben Sie bitte mal Ihren Vornamen. In großen Druckbuchstaben."
Frau Z schreibt etwas, aber es sind nicht die richtigen Buchstaben für ihren Vornamen.
„Nochmal. Schreiben Sie mal Druckschrift!"
Sie schreibt ein D und R und U, dann entgleist die Schrift wieder – vermutlich war sie ganz konkretistisch und wollte „Druckschrift" schreiben. Hier bewährt es sich, besser simpler zu formulieren („Schreiben Sie mal ganz groß!"). Die Schrift verändert sich zu Schnörkeln und wahllosen Stricheleien.

„Ich muss nachher mal sehen, ob ich das entziffern kann. Wir nehmen eine neue Seite. Sie heißen Zz. Schreiben Sie mal Zz."
Wieder nur denkzerfahrene Buchstabenfolgen.

„Ich schreibe es mal vor, können Sie es abschreiben?"
Das Abschreiben beginnt etwas besser als freies Schreiben, aber hier perseveriert sie und verliert dann wieder den Faden.

3. ERBSE-Sets:

Da Kontaktfähigkeit und Kommunikation zumindest basal gegeben sind, wird bereits mit Set 1 Kalender begonnen.

Set 1: Kalender:

„Frau Z, ich hab Ihnen einen Kalender mitgebracht. Schauen wir den mal an?"

Es folgt die Besprechung von Ort, Monat und Datum. Frau Z kann Aufforderungen wie „Datum anmalen" oder „Monat vorlesen" korrekt umsetzen. Exploration und Lesefähigkeit scheinen auch für kleine Schrift gegeben (einen Wochentag vorlesen – günstige Auswahl sind hier Freitag und Samstag, weil die Lippenbewegungen relativ einzigartig sind).

Das Verständnis für die besprochenen Inhalte scheint aber reduziert. Bei der Besprechung der Schläuche und Zugänge wirkt sie indifferent und überfordert mit den Informationen. Lediglich die Herz-OP scheint sie noch zu erinnern, hier nickt sie bejahend. Der Kalender wird aufgehängt und Frau Z gebeten, sich die Daten zu merken, sowie dass er an der Schranktür hängt.

Da Frau Z unkonzentriert wirkt und teilweise nicht zuzuhören scheint, wird für die Vorlage Motive groß das Lese-Sinn-Verständnis überprüft (Vorlage Lesen).

„Frau Z, hier sind Wörter geschrieben. Wo ist das denn nochmal auf dem Blatt?"

Sie schaut nur auf die Motive statt auf die Schrift, zeigt auf alle Bilder und benennt diese.

„Ich lese mal vor: Birne. Wo ist die Birne?"

Frau Z zeigt korrekt, dann folgt der nächste Begriff „Zigarette", als Schriftvorlage nicht vorgelesen – auch hier zeigt sie die korrekte Reaktion. Daher Sprung zum Satz „Womit kann man fliegen?"

Sie zeigt ohne langes Suchen und ohne überlegen zu müssen auf das Flugzeug. Dann ist sie wieder intern abgelenkt und schreibt viel Unleserliches auf das Vorlagenblatt. Die verbalen Aufforderungen werden teilweise korrekt umgesetzt, teilweise ist Frau Z konzentrativ nicht fokussiert genug und reagiert entsprechend nicht oder fehlerhaft.

„Frau Z, wir haben vorhin den Kalender aufgehängt. Wissen Sie noch, wo das war?"

Sie blickt ratlos auf, schüttelt den Kopf. Auch die Orientierungsfakten (Ort, Situation, Monat) werden nicht erinnert.

„Und der Schlauch hier am Hals, was macht der?"

Man kann von den Lippen ablesen, dass Frau Z sagt „für die Luft".

„Und der zum Bauch, was macht der?"

„Toilette", der weitere Teil ist nicht mehr von den Lippen ablesbar.

„Nein, der im Bauch ist für das Essen, weil Sie noch nicht so gut schlucken können. Aber das wird hoffentlich in den nächsten Wochen besser. Frau Z, ich hänge den Kalender wieder an die Schranktür. Und morgen frag ich nochmal nach, ob Sie sich das alles merken konnten. Was meinen Sie, wissen Sie die vielen Sachen morgen noch?"

Frau Z nickt und lässt sich dann die Fixierhandschuhe etwas unwillig wieder anziehen.

„Die brauchen Sie momentan noch zur Sicherheit, damit Sie nicht aus Versehen die Schläuche rausziehen. Das ist aber auch nur vorübergehend."

„Wenn ich jetzt gehe, soll ich das Bett so lassen?"

Frau Z ist wieder mit Nestelbewegungen zur Bettdecke und Greifen in die Luft beschäftigt und hört die Frage kaum.

„Dann bis morgen, Frau Z."

Set 2: Postkarte

Patientin im Rollstuhl am Gang, nicht entblockt, Hände fixiert, reibt die Handschuhe über die Kante des Rollstuhltischs, schaut bei Ansprache kaum von dort auf.

„Hallo Frau Z, wir beide haben einen Termin. Ich nehme Sie mal mit in Ihr Zimmer."
Die Zimmernachbarin schläft, die Untersucherin stellt den Rollstuhl so ab, dass der Kalender an der Schranktür sichtbar, aber nicht frontal vor Frau Z hängt.
„Frau Z, ich heiße … . War ich denn schon mal hier bei Ihnen, oder muss ich mich noch vorstellen?"
Frau Z scheint die Therapeutin nicht wiederzuerkennen und beginnt zu reden. Vielleicht verkennt Sie sie als jemand anderes oder sie konfabuliert ein früheres Treffen.
„Ich war gestern schon mal bei Ihnen, was haben wir denn da gemacht?"
Ratloser Blick. Auch zeigt sie auf den PEG-Schlauch, der an der Rollstuhltisch-Kante aufliegt.
„Genau, wir haben den Kalender angeschaut und erklärt, warum Sie noch Schläuche am Hals und am Bauch haben. Wissen Sie denn noch, was Ihnen passiert ist?"
Frau Z schüttelt den Kopf.
„Schauen wir nochmal auf dem Kalender nach? Wo hängt der denn?"
Frau Z sucht ungezielt im Zimmer, hat keine Erinnerung an den Platz des Kalenders, erkennt ihn aber wieder, als ihr Blick ihn zufällig streift. Sie zeigt auf den Kalender und kann mit Anleitung den aktuellen Tag markieren und den Wochentag schlussfolgern. Wie gestern kann sie ihr Alter nicht angeben und auch nicht berechnen.

„Hier drüben steht, warum Sie ins Krankenhaus mussten. Können Sie es mir vorlesen?"
Frau Z liest Herz-OP und wirkt wieder etwas indifferent.
„Das war im Mai. Jetzt ist August. Wie viele Monate ist das jetzt her?"
Keine verbale Reaktion, der Stift ist noch in der Hand von Frau Z.
„Schreiben Sie mal auf, wie lange Sie schon im Krankenhaus sind?"
Wieder keine Reaktion, erst als die Aufforderung kommt: „Drei Monate, schreiben Sie mal eine 3 auf?" wird die Ziffer notiert.

„Frau Z, wen haben Sie denn zu Hause? Sind Sie verheiratet?"
Die Anamnese-Fragen gestalten sich eher schwierig, da Frau Z häufig nicht eindeutig reagiert, so dass unklar ist, ob sie sich nicht erinnert oder nur momentan unkonzentriert ist und die Frage nicht verarbeitet hat. Manchmal reagiert sie auf Fragen wie auf eine Aussage: „Wo sind sie denn geboren?" wird mit einem Nicken oder mit „Ach-so!"-Mimik beantwortet. Auch bejaht sie teilweise die Existenz von Kindern oder Geschwistern, kann dann aber deren Namen nicht nennen bzw. widerspricht sich im Verlauf. Hier ist eine Fremdanamnese durch Familie oder Bekannte nötig.
„Frau Z, wir könnten eine Postkarte zu Ihnen nach Hause schicken. Schauen Sie mal, hier sind ein paar Karten von der Klinik. Suchen Sie sich eine Karte aus?"
Sie zieht eine Karte aus dem Stapel und dreht sie korrekt um.
„Hier sind Briefmarken, wir nehmen mal eine solche. Schreiben Sie mir Ihre Adresse hierhin."
Es folgt ein unleserliches Schriftbild, stark perseverativ und zunehmend kleiner.
„Frau Z, wo wohnen Sie denn?"
Der genannte Ort ist vom Lippenlesen her nicht als die Vorinformation aus der Akte als „KL" zu entziffern.
„Wohnen Sie in KL?"
Frau Z wirkt ratlos, schüttelt den Kopf und erklärt etwas. Vielleicht war das ihre letzte Adresse und sie nennt gerade eine der älteren Adressen.
„Hier steht, die KLM-Straße in KL. Stimmt das?"

Wieder Kopfschütteln, sie kann aber auch keine andere Adresse schreiben.

„Frau Z, ich schreibe nochmal Ihren kompletten Namen drauf, schreiben Sie den darunter doch nochmal ab."

„Und dann sind wir ja hier in der Nähe vom Chiemsee. Malen Sie doch mal einen Fisch hier auf die leere Hälfte. Zeichnen Sie bitte einen Fisch?"

(Alternativ kann man eine Sonne oder ein Haus zeichnen lassen, der Fisch hat mittlere Schwierigkeit und bereitet den Patienten mit vorbestehender Demenz meist merkliche Schwierigkeiten.)

Die Zeichnung gelingt nicht, es entsteht ein langer Schlauch ohne Kontur und mit einem Auge an einem Ende.

„Ich male auch noch einen kleineren dazu. Machen Sie auch nochmal so einen?"

Die Kopie gelingt etwas besser, aber es werden räumliche Defizite deutlich.

„Und jetzt noch die Briefmarke drauf, oder?"

Der Untersucher reicht die Marke, aber Frau Z macht keine Anstalten, diese abzulecken oder aufzukleben. Hier wirkt sie aber weniger apraktisch, als agnostisch – sie scheint kein Konzept für den Sinn einer Briefmarke zu haben.

„Lecken Sie die Marke ab, dann können Sie sie auf die Karte kleben."

Jetzt scheint sie sich zu erinnern, dass es um eine Postkarte geht und kann die Briefmarke benutzen.

„Frau Z, wie viel Cent haben Sie denn jetzt auf die Postkarte geklebt? Reicht das als Porto?"

Sie liest vor und bejaht.

„Ich hab hier Münzen, schauen wir mal, ob wir noch Briefmarken davon kaufen könnten? Wie viel Geld ist das denn?"

Frau Z nimmt die Münzen aus dem Geldbeutel und zählt etwas planlos von einer Hand in die andere. Sie kann keinen Betrag aufschreiben. Sie hat keine Systematik zum Zählen, ist aber interessiert bei der Sache. Dann beginnt Sie wieder zu sprechen und bemerkt nicht, dass sie keine Stimme hat.

„Wir können die Münzen besser zählen, wenn wir sie sortieren. Kommen Sie, wir machen gleiche Stapel."

Die Therapeutin beginnt mit Münzstapeln, hält dann Frau Z eine 2-Euro-Münze hin: „Wo passt die?"

Frau Z nimmt die Münze im Pinzettgriff und führt sie zum Mund, würde sie in den Mund schieben.

„Nein, das sind Geld-Münzen. Ich lege sie zu den gleichen dazu."

Auch die weiteren angebotenen Münzen werden maximal in den Fingern gehalten, es erfolgt keine Sortier-Handlung. Das Aufmerksamkeitsfenster scheint für heute geschlossen zu sein.

„Frau Z, ich zähle mal das ganze Geld. Das sind gut 20 €. Räumen Sie es mir wieder ein?"

Frau Z legt die Münzen in den offenen Geldbeutel und ist dabei konzentriert und ausdauernd.

„Den nehme ich wieder mit, und morgen können wir schauen, ob wir damit ein wenig das Rechnen üben? Hier in der Reha machen wir nicht nur Übungen für die Beine und Arme, sondern auch für den Kopf. Dann haben Sie jetzt ein bisschen Pause. Und wir sehen uns morgen?"

Frau Z lächelt und nickt und lässt sich die Handschuhe wieder überziehen.

Set 2: Kalender, Postkarte, Geld:
Patientin liegt im Bett, hat heute eine Sprechseele mit Ventil eingesetzt, schaut TV

„Hallo Frau Z, wir haben einen Termin. War ich denn schon mal hier bei Ihnen?"

Sie nickt.

„Soll ich mich nochmal vorstellen?"

Sie nickt erneut. „Oder sollen wir die Vorstellung weglassen?" – wieder Lächeln und Nicken. Es wird mit Kalender begonnen; hier scheint sie die Aufgabe wiederzuerkennen. Sie kann Monat und Wochentag ablesen, heute das eigene Alter auch korrekt nennen. Auch die Postkarte von gestern wird aus insgesamt 5 von ihr mit etwas Unsicherheit ausgewählt.

Dann stellt Frau Z spontan eine Frage: „Warst Du gestern dann auch in Ingolstadt dabei?"

„Nein, was war denn gestern in Ingolstadt?"

„Da waren wir doch zusammen auf dem Markt."

„Frau Z, wir beide haben gestern hier im Zimmer zusammen gearbeitet. Sie sind doch noch wegen der Herzklappen-OP in der Reha, da waren Sie die letzten Wochen nur hier."

Sie wirkt ungläubig, kann sich zwar an das Bearbeiten des Kalenders erinnern, aber ist sich auch sicher, dass sie gestern nach Ingolstadt gefahren ist.

„Das mit Ingolstadt haben Sie vielleicht geträumt? Bei den vielen Tabletten, die Sie noch nehmen müssen, kann man da schon mal was verwechseln?"

Aber Sie beharrt und reagiert etwas unwirsch – so dass der Untersucher nach einem „Na, also ich war gestern den ganzen Tag hier – da müssen Sie mich verwechseln." das Thema wechselt.

Der Geldbeutel wird gezeigt, ohne mit den Münzen zu rasseln (es ist ein normales Reißverschluss-Täschchen, könnte auch für Make-up oder Wachsmalstifte verwendet werden).

„Frau Z, haben Sie den schon mal gesehen?"

Sie nickt.

„Wo denn?"

„Bei Ihnen."

„Genau. Und was ist denn da drin?"

„Mein ganzes Geld. Das hat der Kontrolleur mir am Bahnhof ja abgenommen."

„Das Geld ist nicht von Ihnen: Das ist das Therapie-Übungs-Geld von der Klinik. Wir wollten nochmal schauen, wie gut Sie mit Geld und Rechnen zurecht kommen. Sie waren ja jetzt eine ganze Weile krank, da kann man mit so was schon mal aus der Übung geraten. Sortieren Sie die Münzen mal zu gleichen Stapeln?"

Wieder gelingt die Sortier-Aufgabe nicht, auch können kleine Beträge wie 3 € oder 1,50 € nicht berechnet werden. Das Geld wird wieder im Beutel verstaut und die Uhr versucht.

Karten aus Vorlage Uhr analog werden gezeigt:

„Wie viel Uhr ist es denn hier?"

Frau Z kann die glatten Uhrzeiten nicht ablesen, aber die Ziffern auf dem Uhrenblatt korrekt lesen, wenn man einzelne markiert.

„Ist es hier eins, zwei oder drei Uhr?"

Ihre Auswahl einer korrekten Uhrzeit aus 3 Alternativen ist über 4 Durchgänge auf Rateniveau. Die Uhrzeiten von 13:00 bis 18:00 Uhr werden untereinander chronologisch gelegt. Dann wird die Zuordnung der anderen Uhrblätter mit gleicher Uhrzeit versucht, was ebenfalls nicht gelingt. Frau Z nimmt die Karten und legt sie ab, hat hier aber keinen Handlungsplan, vielmehr füllt sie die Lücken auf, die noch frei sind. Auch auf verbale Vorgabe: „Wo ist es denn vier Uhr?" kann sie nicht die passenden Karten auswählen. Die digitalen Uhrzeiten können korrekt chronologisch sortiert werden.

„Jetzt haben wir ganz viel mit der Uhr geübt – und schauen Sie mal, jetzt haben wir 16 Uhr. Dann ist die Stunde schon wieder herum. Frau Z, Sie haben jetzt Pause. Soll ich das Bett so lassen, wie es ist?"

Die Auswertungsbogen-Notizen für die Diagnostik-Sitzungen gestalten sich entsprechend wie folgt:

ERBSE

Datum: _____   Name: *Frau Z.*

PatientIn konnte heute: ___X___   Uhrzeit: *14⁰⁰*   liegend /(sitzend)/ nach: *Ergoth.*

+	**hören** Hörgerät	Reaktion auf Ansprache / Nachsprechen von Ziffer oder Wort
+	**sehen / erkennen** Brille	Blickkontakt / Blickfolge /(Gleiches) Finden / Vorlesen / Abzeichnen / Farben / Real-Objekte,... Neglect / Schriftgröße
+	**bewegen / zeigen**	Motorik / Mimik / Koordination / Tempo
+	**initiieren / fortsetzen**	Handlungsimpuls / Ausdauer / Konzentrationsspanne
−	**inhibieren**	Ablenkbarkeit / Aufmerksamkeitsshift / Perseveration / Reden
+	**Sprache verstehen**	ASV / LSV: Aufforderungen befolgen / Motive zeigen *Fassen Sie an Ihr Kinn. /Rümpfen Sie die Nase. /Kratzen Sie meine Hand. /Zeigen Sie mir Ihre Zähne. /Schauen sie raus.*
+	**kommunizieren**	Gesten / Ja-Nein-Code / Schreiben / Antworten / Benennen *Spricht trotz Blockung / Schreiben wird unleserlich* *Ist das Ihr Arm, den ich gerade drücke? Sind Sie aus Spanien?*
−	**erinnern**	biographisch / episodisch / semantisch / Orientierung / Kalender / Versteck / Free Recall oder Recognition Name, Wohnort, Geb.dat. / Ort, Schläuche / Reihen, Ratewörter
	Auffassung	Konzept erfassen / Situation verstehen / Problem erkennen

Stimmung / Störungseinsicht / Antrieb	**Praxie** (Alltagsgegenstände)
Kulturtechniken	Lesen /Schreiben / Rechnen /Uhr / Geld // Diktat / Würfel / Ziffern

selbständig handeln

		Downgrade:
	Kalender	Motive
Zeichnen	Sonne / Apfel / Fisch / Haus / Glühbirne	Abzeichnen: Formen (Dreieck, Kreis) /Sternfisch /Apfelkorb
Sortieren	Geld / Zahlen / Motive links bzw. rechts anlegen	Gleiches zuordnen / Farb-Gruppen (Magnete)
Steckpuzzle einräumen	Formen zuordnen greifen / positionieren / lösen	mit Hinweis auf Ort in Hand gelegt /geführt /Ball

Konzentration ↓, geringe Konstanz, nestelt viel

5. Befund:

Frau Z ist gut kontaktfähig, beteiligt sich aktiv am Dialog und zeigt keine visuellen Einschränkungen. Lesen und Sprachverständnis sind auf Alltagsniveau unbeeinträchtigt, die Schrift ist dagegen unleserlich und fehlerhaft. Bisweilen scheint sie zu halluzinieren und Therapeuten zu verkennen bzw. im falschen Kontext zu erinnern.

Es kommt vereinzelt zu Konfabulationen und Defiziten beim Neulernen, doch werden persönlich relevante Informationen am Folgetag inzwischen korrekt erinnert. Frau Z ist mittlerweile vage orientiert zu Ort und Zeit, es gibt eventuell Altgedächtnislücken für die letzten Jahre (hier wäre eine Fremdanamnese nötig).

Die Orientierung zur Situation und zum genauen Datum sind nur mittels Notizen am Kalender herzustellen. Diese externe Gedächtnishilfe wird zwar wiedererkannt, aber spontan noch nicht von ihr genutzt.

Lesen und sprachliche Leistungen sind auf Alltagsniveau gegeben, Ziffern werden chronologisch sortiert. Es wird aber deutlich, dass Frau Z selbst bei hoch überlernten Kulturtechniken wie dem Umgang mit Uhrzeiten, beim Rechnen mit Geld und bei einfachen visuokonstruktiven Anforderungen gravierende Probleme hat.

Zudem bestehen ausgeprägte Konzentrationsdefizite, eine Teilung der Aufmerksamkeit ist nicht möglich.

Es werden bereits prämorbide kognitive Einschränkungen vermutet, die sich durch die aktuelle Erkrankung verstärkt haben. Hierbei scheinen auch Auffassung und Affekt reduziert zu sein, sie reagiert auf die Fakten auffallend unbekümmert bis indifferent. Frau Z profitiert von festen Bezugstherapeuten, überschaubaren Tagesroutinen und schriftlichen Orientierungshilfen.

Epilog

Eine der Stärken von Psychologen ist eine fundierte statistische Ausbildung und das Bewusstsein für die Notwendigkeit von Standardisierungen bei Testverfahren. Das Vorgehen in der Frührehabilitation erlaubt keine Anwendung dieser Grundlagen der Psychometrie.

Als Ermutigung und Motivation für Berufsanfänger oder für andere plötzlich mit dieser Klientel konfrontierten (Neuro-)psychologen sei betont: Die korrekte Durchführung eines standardisierten Testverfahrens mittels Manual und Auswertungsschablone erfordert kein besonderes fachliches oder intellektuelles Können. Eine angelernte AssistentIn kann diese diagnostischen Verfahren nach Einarbeitung korrekt und zielführend anwenden, ohne auf psychologische Prinzipien oder Erfahrung zurückgreifen zu müssen.

Wer aber bei einem multimodal betroffenen Frührehapatienten valide Aussagen über die mentalen Funktionen treffen will, benötigt umfassendes konzeptuelles Wissen, kreative Ideen und einen kritischen und flexiblen Diagnostik-Ansatz. Es gilt, rationale Heuristiken und logische Schlüsse über eine Vielzahl von Einzelbeobachtungen zu ziehen – geeignetes Screening-Material muss ausgewählt und teilweise für jeden Patienten individuell zusammengestellt oder sogar entwickelt werden. Und nicht zuletzt wird in der Frührehabilitation Mitarbeit nur durch einen menschlichen Zugang und emotionale Begegnung erreicht, so dass hier Beziehungsaufbau, Empathie und Kontakt zum sozialen Umfeld des Patienten die Schlüssel zu jeder effizienten Diagnostik darstellen.

Wer also diese Herausforderung meistert, kann stolz und zufrieden sein. Und wer das alles anfangs nur teilweise umsetzen kann, dem sei zum Trost gesagt – nur mit der täglichen Erfahrung können wir lernen und unsere Expertise aufbauen.

Literatur

- Biemann, C., Heyer, G., Quasthoff, U. & Richter, M. (2007): The Leipzig Corpora Collection – Monolingual corpora of standard size. In: Proceedings of Corpus Linguistics, 2007, Birmingham, UK.

- Deutsches Wortschatzportal der Universität Leipzig, Department of Computer Science. http://wortschatz. uni-leipzig.de/abfrage/

- Fisseni, H.-J. (1990). *Lehrbuch der psychologischen Diagnostik*. Hogrefe, Göttingen.

- Gauggel, S. & Volz-Sidiropoulou, E. (2008). Neuro-psychologische Diagnostik. *Klinische Diagnostik und Evaluation*, 1, 107 – 121.

- Giacino, J. & Kalmar, K. (2006): *Coma Recovery Scale – Revised*. The Center for Outcome Measurement in Brain Injury. http://www.tbims.org/combi/crs

- Lux, S., Hartje, W., Reich, C. & Nagel, C. (2012): VGT – Verbaler Gedächtnistest. Bielefelder Kategorielle Wortlisten. Verlag Hans Huber, Hogrefe AG, Bern.

- Maurer-Karatupp, P.: *Instrument zur Differential-diagnostik von Bewusstseins-Störungen (IDB)*. Dissertation an der Universität Tübingen, 2010, B-Nr. 21-10-382.

- Rollnik, J.D. (Hrsg.) (2013): Die neurologisch-neurochirurgische Frührehabilitation. Springer- Verlag, Berlin, Heidelberg.

- Snodgrass, J. G. & Vanderwart, M. (1980): A Stan-dardized Set of 260 Pictures. *Journal of Experimental Psychology: Human Learning and Memory*. Vol 6, No 2, pp 174-215.

- Tewes, U. (1991): *Hamburg-Wechsler-Intelligenztest für Erwachsene (HAWIE-R)*. Verlag Hans Huber, Bern.

- Vanderbilt University Delirium Research Center (2009): Confusion Assessment Method in Intensive Care Units – CAM-ICU. http://www.icudelirium.org/docs/ CAM_ICU_training_German.pdf

- World Health Organization WHO (2010): *International Classification of Diseases – 10th revision (ICD-10). http:// www.who.int/classifications/icd/en/*

- World Health Organization WHO (2012): *International Classification of Functioning, Disability and Health (ICF)*. http://www.who.int/classifications/icf/en/

Anhang

Liste der Realgegenstände für die ERBSE-Untersuchung:

- 2 Boardmarker, 2 Textmarker (verschiedene Farben)
- Klemmbrett, Papier, Bleistift
- 5 Schachteln und Boxen mit Deckel
- Würfel mit Farben und Augen
- Box mit 6 Feldern in der Größe der Würfel
- Magnettafel und Magnete in vier Farben
- Lichtpointer
- Reißverschluss-Beutel mit Scheinen und Münzen (21,15 €)
- Postkarten (idealiter mit Klinikbildern oder Ortsmotiven)
- Briefmarken (1 Cent-Marken kann man für kleine Münzbeträge am Briefmarkenautomaten vor den Postämtern ziehen)
- Wecker oder Uhr zum Einstellen
- Zahnbürste, Schere, Briefkuvert, Brille, Kamm, Gabel, Löffel, Messer, Kugelschreiber, Würfel
- Windspiel
- Augenklappen zum Verbleib beim Patienten
- Klebepunkte zum Markieren
- Softball
- Holzwürfel in den vier Grundfarben (Bauklötze)
- Buntstifte
- Farbausdrucke der Vorlagenblätter (idealiter laminiert)
- Steckpuzzles oder Steckboxen (z.B. www.wehrfritz.de)
- Moosgummi-Dreiecke (aus schwarzem und orangenem Moosgummi entsprechend der Vorlagen-Größe selbst zuschneiden und zweiseitig zusammenkleben: einmal komplett schwarz, einmal komplett orange, drei zweifarbige Dreiecke / ideal ist ein zweiter Satz mit einlagigen Dreiecken (zwei orange, vier schwarz) und Magnetfolie auf der Rückseite zur Arbeit an der Magnettafel)

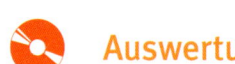

Auswertungsbogen

ERBSE   Datum: _____   Name: _____

PatientIn konnte heute: _____ *Uhrzeit:* _____ *liegend / sitzend / nach:* _____

hören <div align="right">Hörgerät</div>	Reaktion auf Ansprache / Nachsprechen von Ziffer oder Wort
sehen / erkennen <div align="right">Brille</div>	Blickkontakt / Blickfolge / (Gleiches) Finden / Vorlesen / Abzeichnen / Farben / Real-Objekte,... Neglect / Schriftgröße
bewegen / zeigen	Motorik / Mimik / Koordination / Tempo
initiieren / fortsetzen	Handlungsimpuls / Ausdauer / Konzentrationsspanne
inhibieren	Ablenkbarkeit / Aufmerksamkeitsshift / Perseveration / Reden
Sprache verstehen	ASV / LSV: Aufforderungen befolgen / Motive zeigen *Fassen Sie an Ihr Kinn. / Rümpfen Sie die Nase. / Kratzen Sie meine Hand. / Zeigen Sie mir Ihre Zähne. / Schauen sie raus.*
kommunizieren	Gesten / *Ja-Nein-Code* / Schreiben / Antworten / Benennen *Ist das Ihr Arm, den ich gerade drücke? Sind Sie aus Spanien?*
erinnern	biographisch / episodisch / semantisch / Orientierung / Kalender / Versteck / Free Recall oder Recognition Name, Wohnort, Geb.dat. / Ort, Schläuche / *Reihen, Ratewörter*
Auffassung	Konzept erfassen / Situation verstehen / Problem erkennen

Stimmung / Störungseinsicht / Antrieb		**Praxie** (Alltagsgegenstände)
Kulturtechniken	Lesen / Schreiben / Rechnen / Uhr / Geld // *Diktat / Würfel / Ziffern*	

selbständig handeln		*Downgrade:*
	Kalender	*Motive*
Zeichnen	Sonne / Apfel / Fisch / Haus / Glühbirne	*Abzeichnen: Formen (Dreieck, Kreis) / Sternfisch / Apfelkorb*
Sortieren	Geld / Zahlen / Motive links bzw. rechts anlegen	*Gleiches zuordnen / Farb-Gruppen (Magnete)*
Steckpuzzle einräumen	Formen zuordnen greifen / positionieren / lösen	*mit Hinweis auf Ort in Hand gelegt / geführt / Ball*

Übersicht über die Inhaltsseiten der CD-ROM (im Original DIN A4)

ERBSE

Early Rehabilitation Bedside Screening Equipment

Vorlagenblätter-Sammlung zur
neuropsychologischen Diagnostik
in der frühen Frührehabilitation

Dipl.-Psych. Martina Lück

1

Die ERBSE-Screening-Vorlagen sind Materialseiten, die sich für die Diagnostik der kognitiven Funktionen bei Patienten auf Intensivstation und in der Anfangsphase der Frührehabilitation bewährt haben. Nach dem Ausdruck auf DIN-A4 sollten sie je nach Aufgabenstellung gefaltet oder passend zugeschnitten werden.
Die Sortierung der Folien wurde so gewählt, dass die farbigen Vorlagen gegen Ende folgen, um beim Ausdruck effizienter auswählen zu können.

Die Seiten 49–68 werden als Farbausdrucke benötigt. Generell wird hier das Laminieren zwecks Haltbarkeit und Hygiene empfohlen.

Die Seiten 5 und 43 benötigt man als Ausdruck auf Format DIN-A3.

Die Zahlen auf Seite 38–41 werden so zu Kärtchen zerschnitten, dass der Balken als Strich an der Basis sichtbar bleibt (damit 6 und 9 gut unterscheidbar sind).

Herzlicher Dank gilt Dipl.-Psych. Katrin Laun vom Arbeitskreis Frührehabilitation der GNP für die Foto-Sequenz des Hasen und die konstruktive Kritik und die fachliche Beratung in der Frühphase der ERBSE.

2

Fragestellungen und zugehörige Seitenzahlen:

- Visuelle Wahrnehmung: 5, 6, 8, 9, 10, 38−41, 43−46, 52
- Exploration: 5, 9, 29−34, 43
- Visuokonstruktion: 29−34, 37, 48, 53−62
- Sprache: 5, 7−10, 38−44, 52, 63−68
- Geld: 12, 38−41
- Uhr: 13−28 (digital: 13, 14, 21   analog: 15−20, 22−28)
- Exekutive : 38−41, 48, 53−62, 63−68
- Praxie: 29−34, 45, 47, 63−68
- Feinmotorik: 29−34, 46
- Gedächtnis: 35−37
- Kommunikation: 4, 42, 49−51
- subjektives Befinden, Selbst-Rating-Skala: 11

3

A	B	C	D	E	F	G
H	I	J	K	L	M	N
O	P	Q	R	S	T	U
V	W	X	Y	Z	**nächstes Wort**	

ERBSE: Buchstabentafel

4

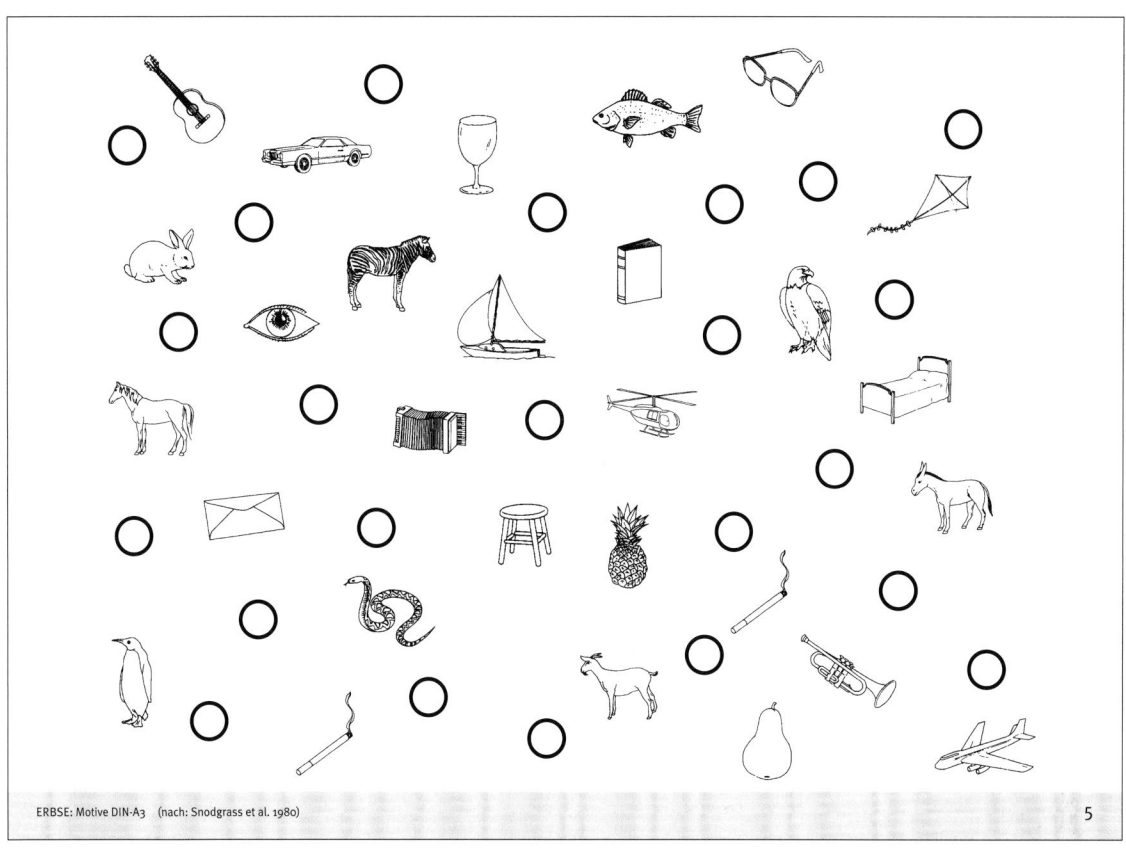

ERBSE: Motive DIN-A3 (nach: Snodgrass et al. 1980) 5

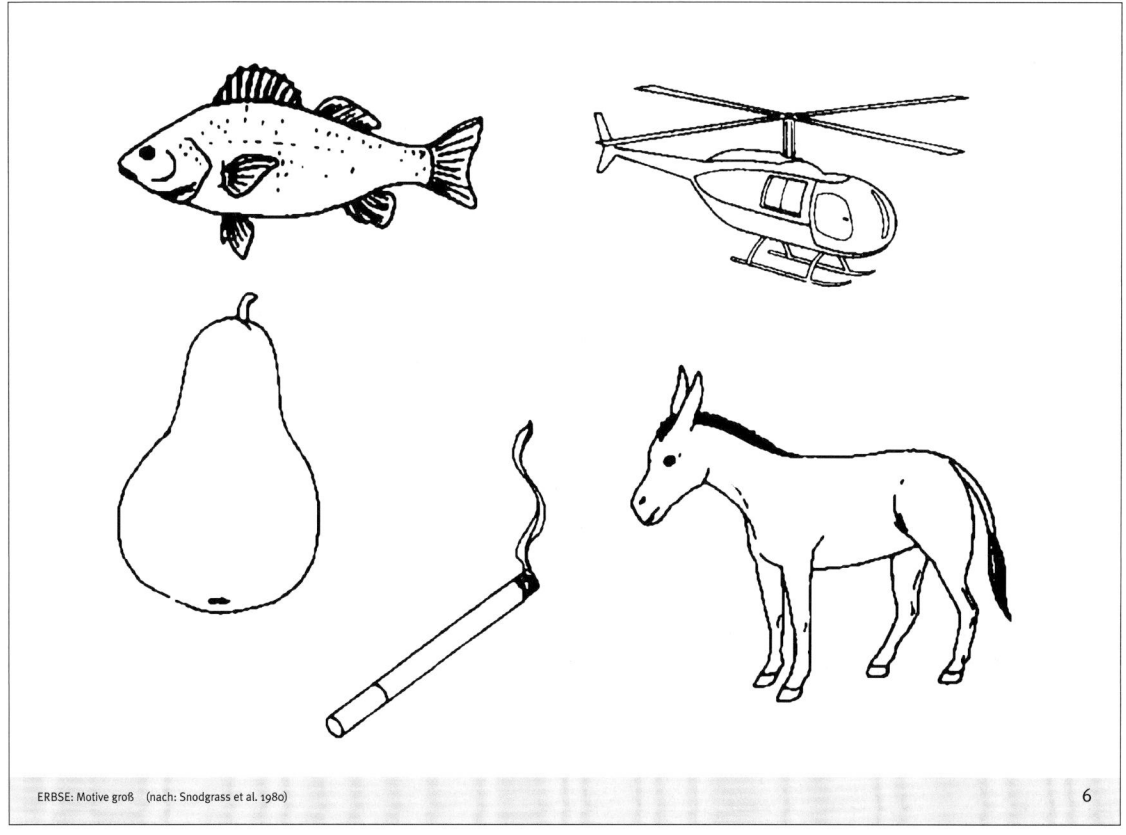

ERBSE: Motive groß (nach: Snodgrass et al. 1980) 6

Fisch

Birne

Zigarette

Hubschrauber

Was raucht man?

Womit kann man fliegen?

Wer ist störrisch?

ERBSE: Motive / Lesen   7

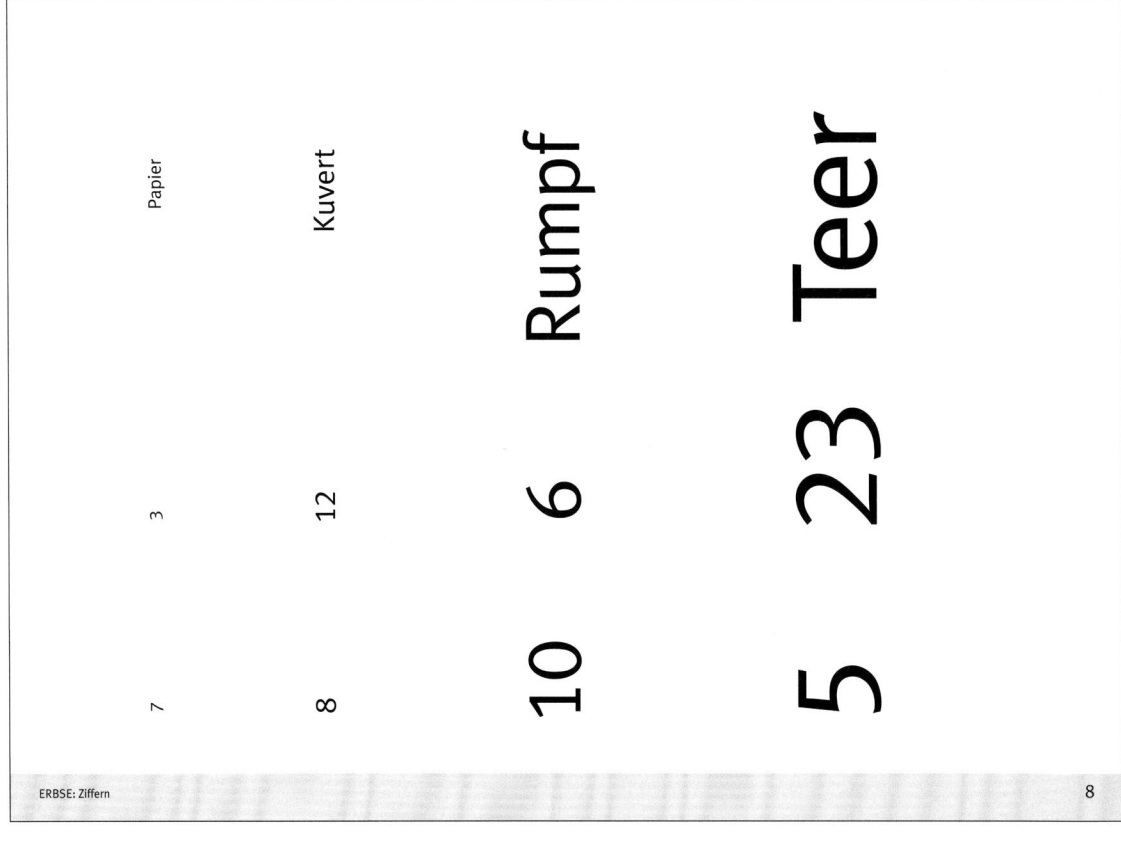

Papier

Kuvert

Rumpf

Teer

3

12

6

23

7

8

10

5

ERBSE: Ziffern   8

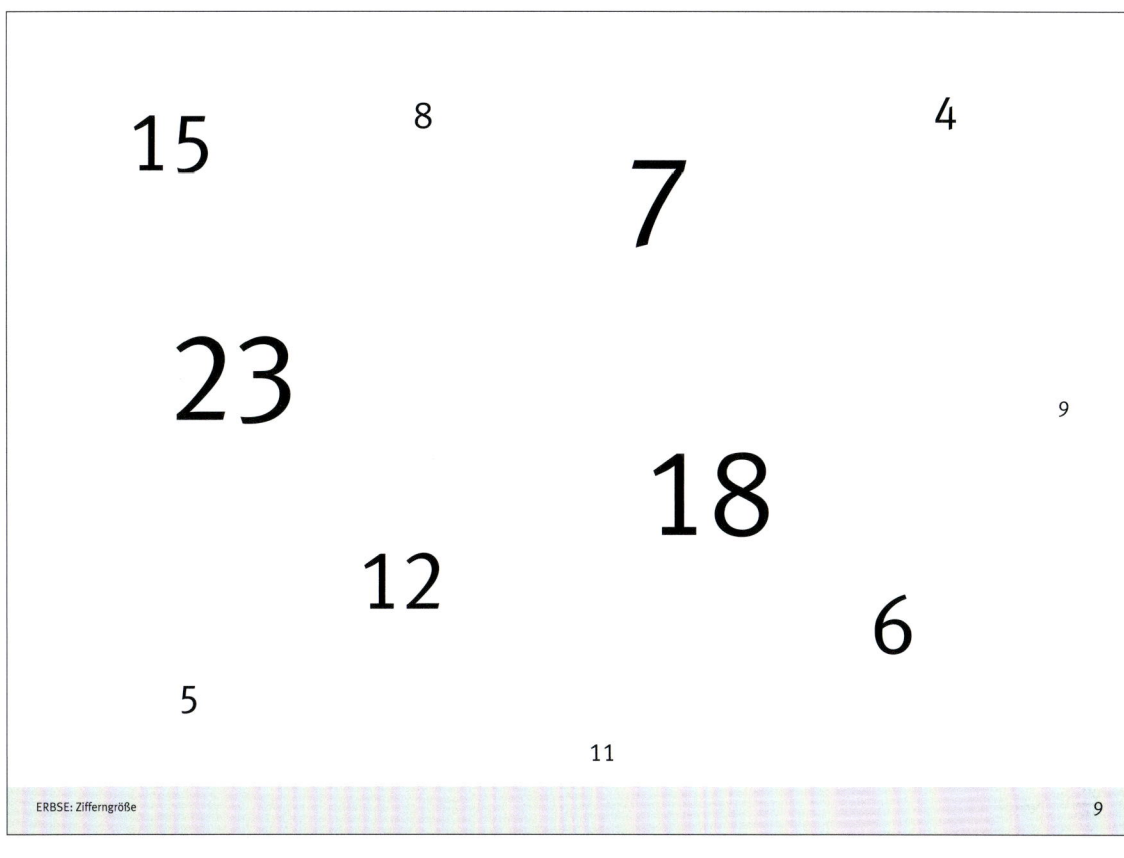

15   8   4   7   23   9   18   12   6   5   11

ERBSE: Zifferngröße   9

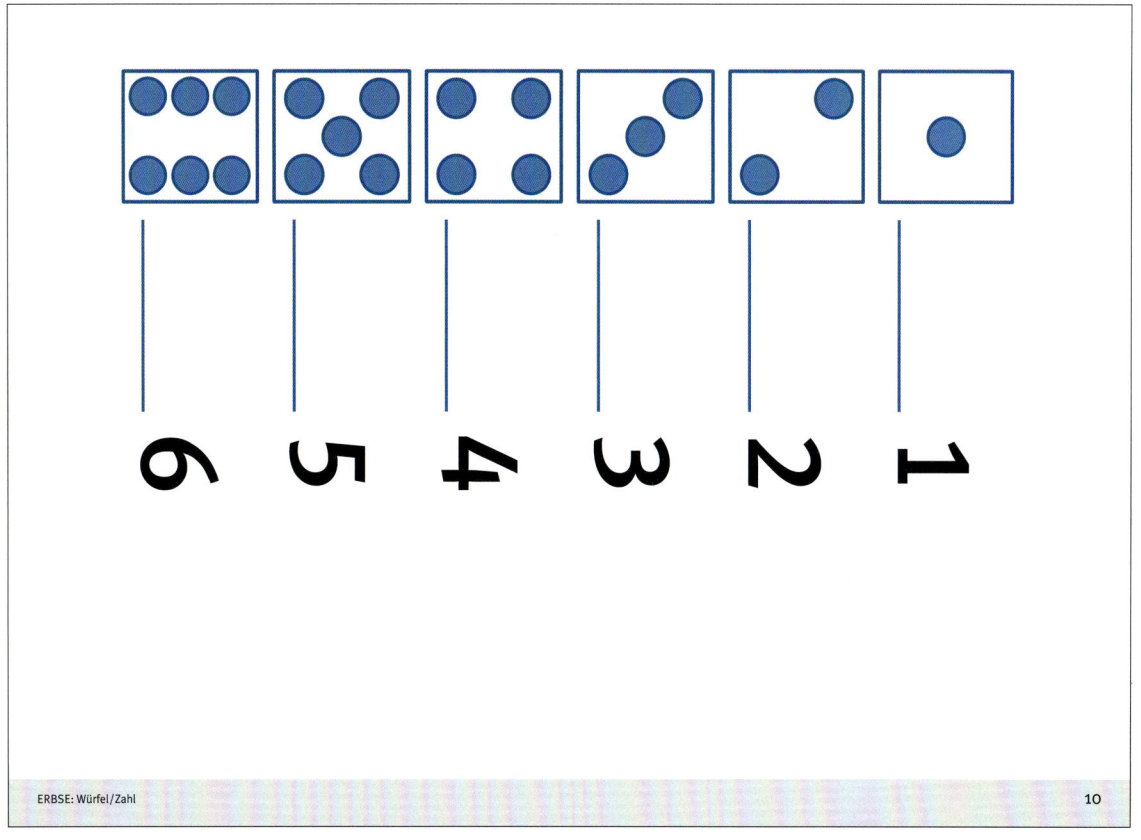

ERBSE: Würfel/Zahl   10

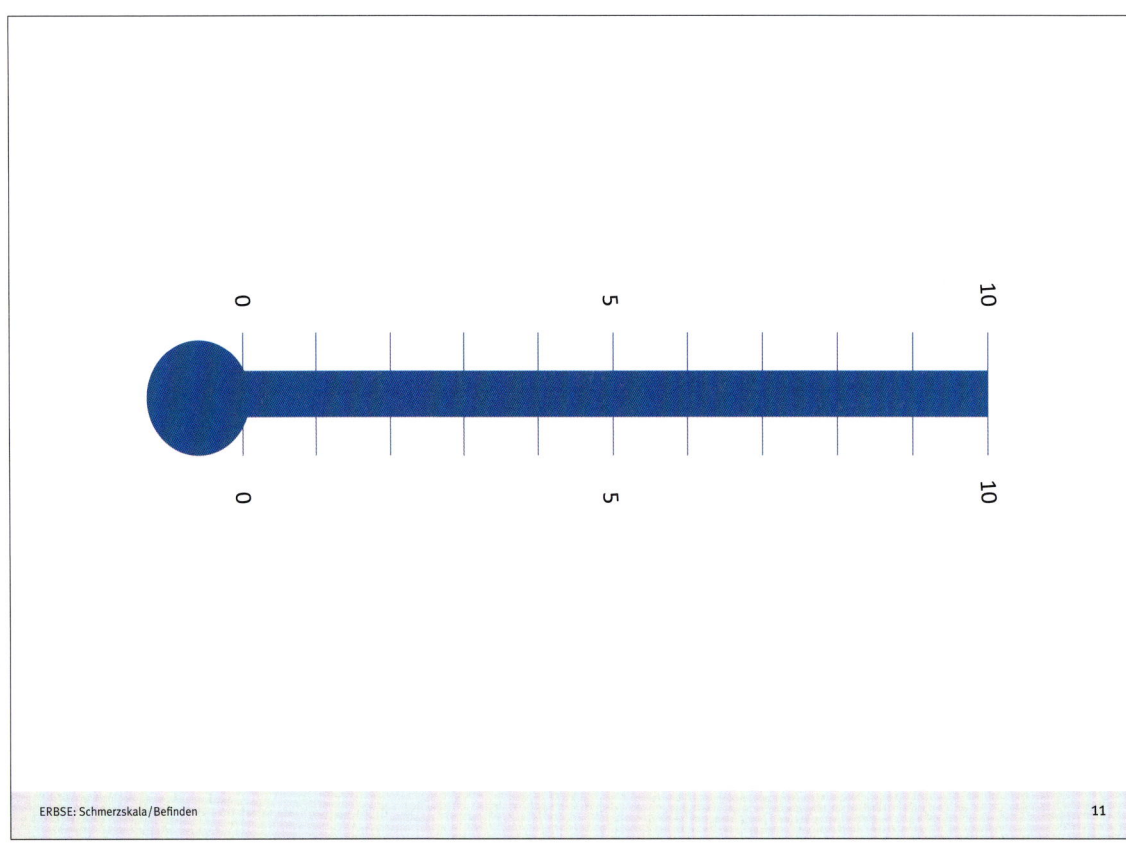

ERBSE: Schmerzskala/Befinden   11

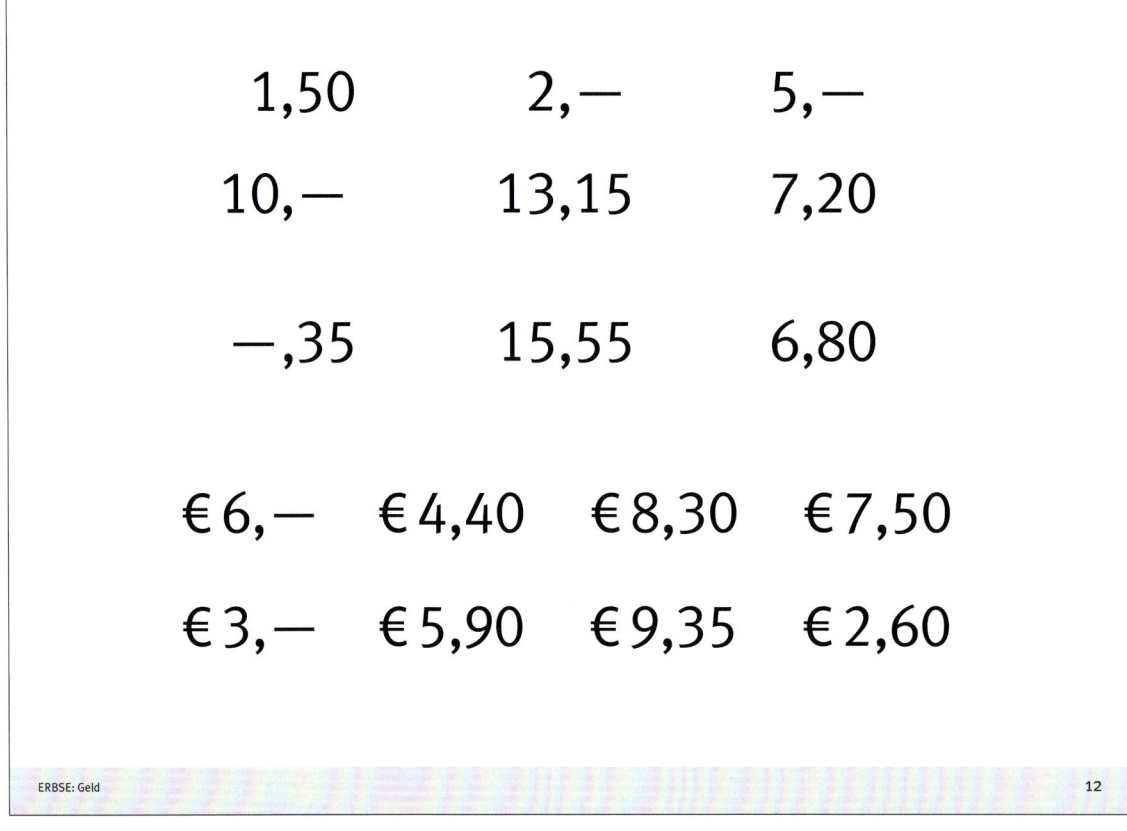

ERBSE: Geld   12

7:00	8:00	9:00
10:00	11:00	12:00
13:00	14:00	15:00
16:00	17:00	18:00

ERBSE: Uhr digital 1   13

7:30	8:30	9:30
10:30	11:30	12:30
13:30	14:30	15:30
16:30	17:30	18:30

ERBSE: Uhr digital 1   14

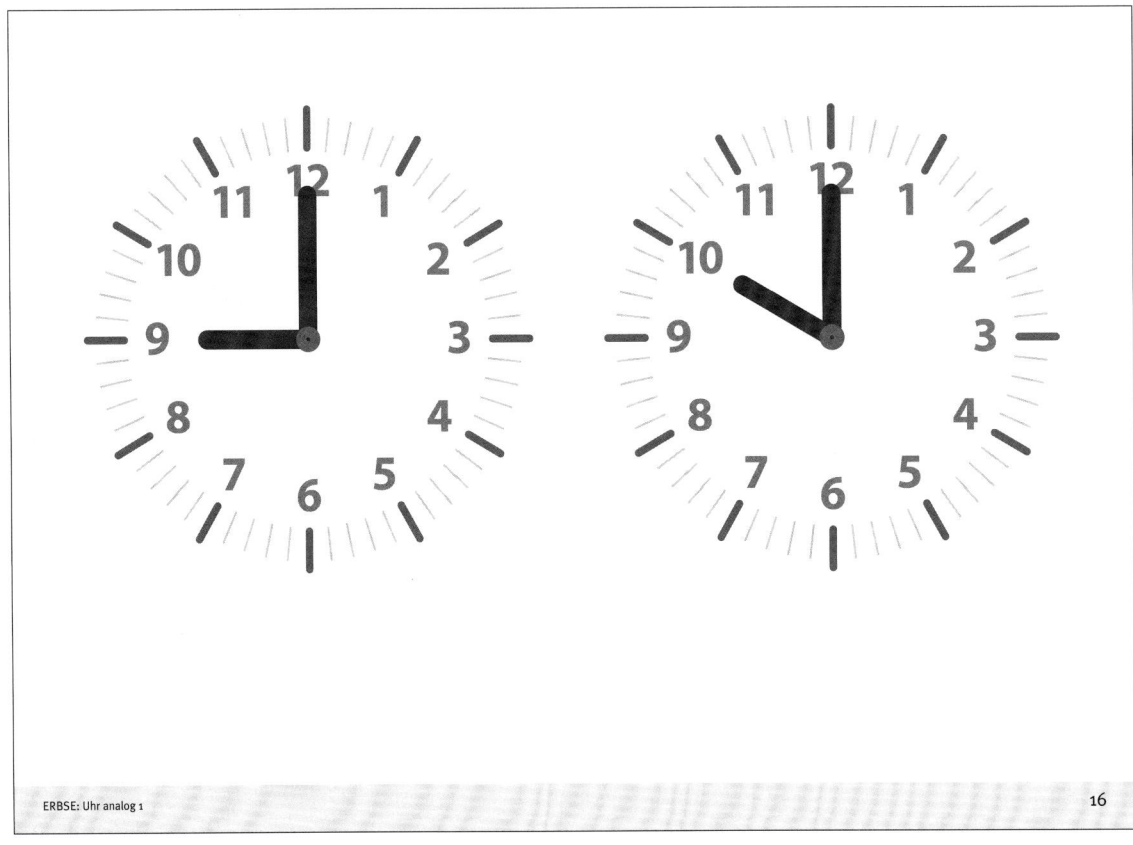

ERBSE: Uhr analog 1   15

ERBSE: Uhr analog 1   16

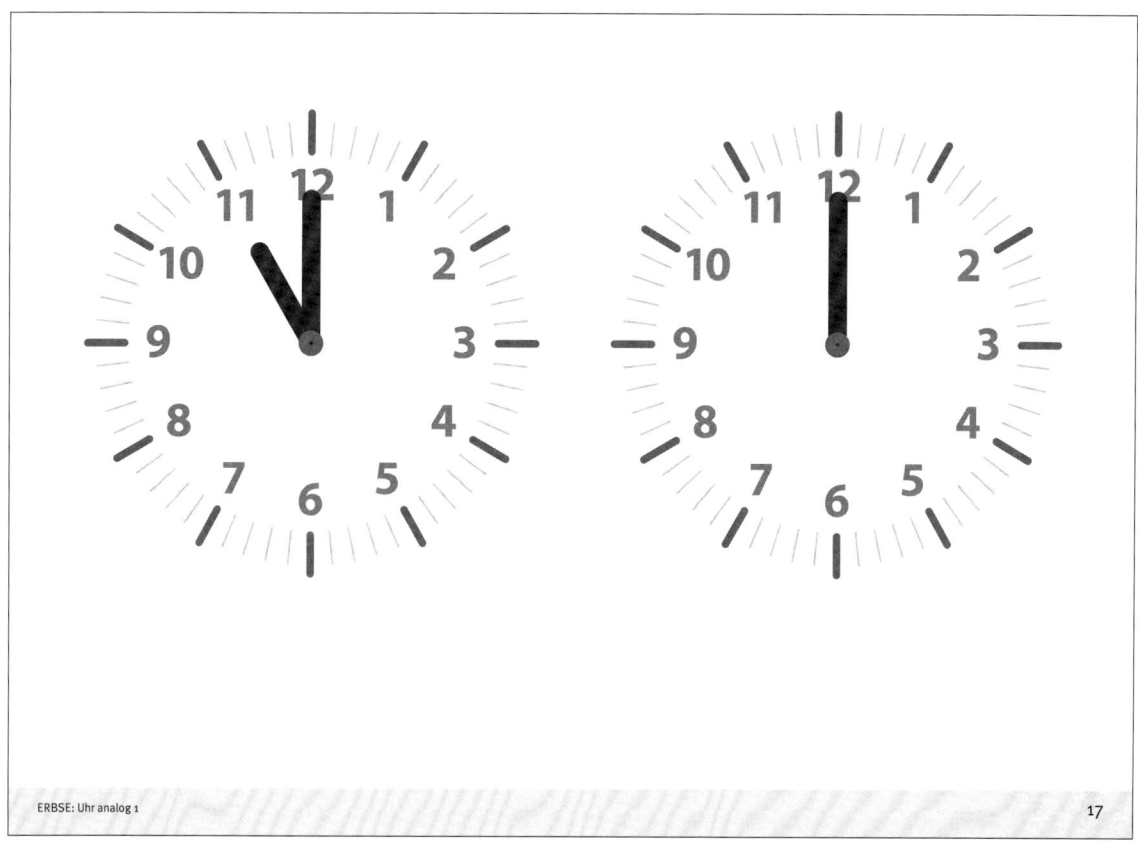

ERBSE: Uhr analog 1   17

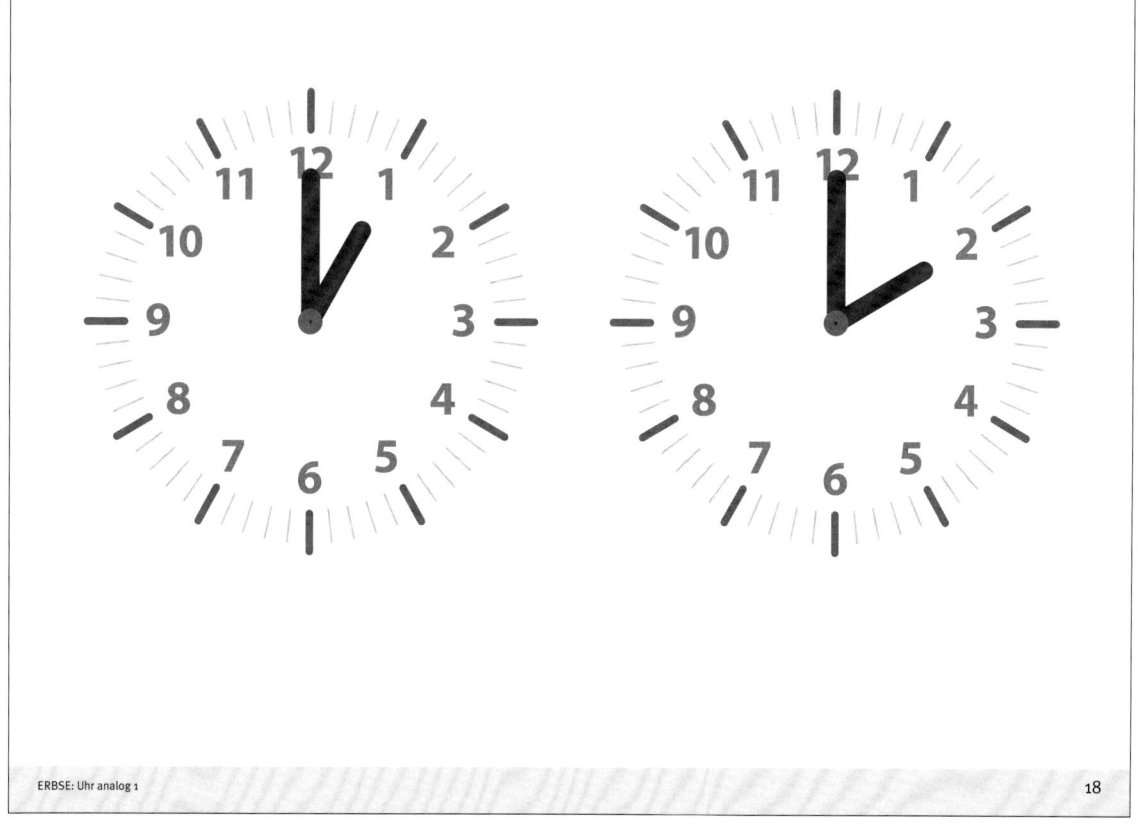

ERBSE: Uhr analog 1   18

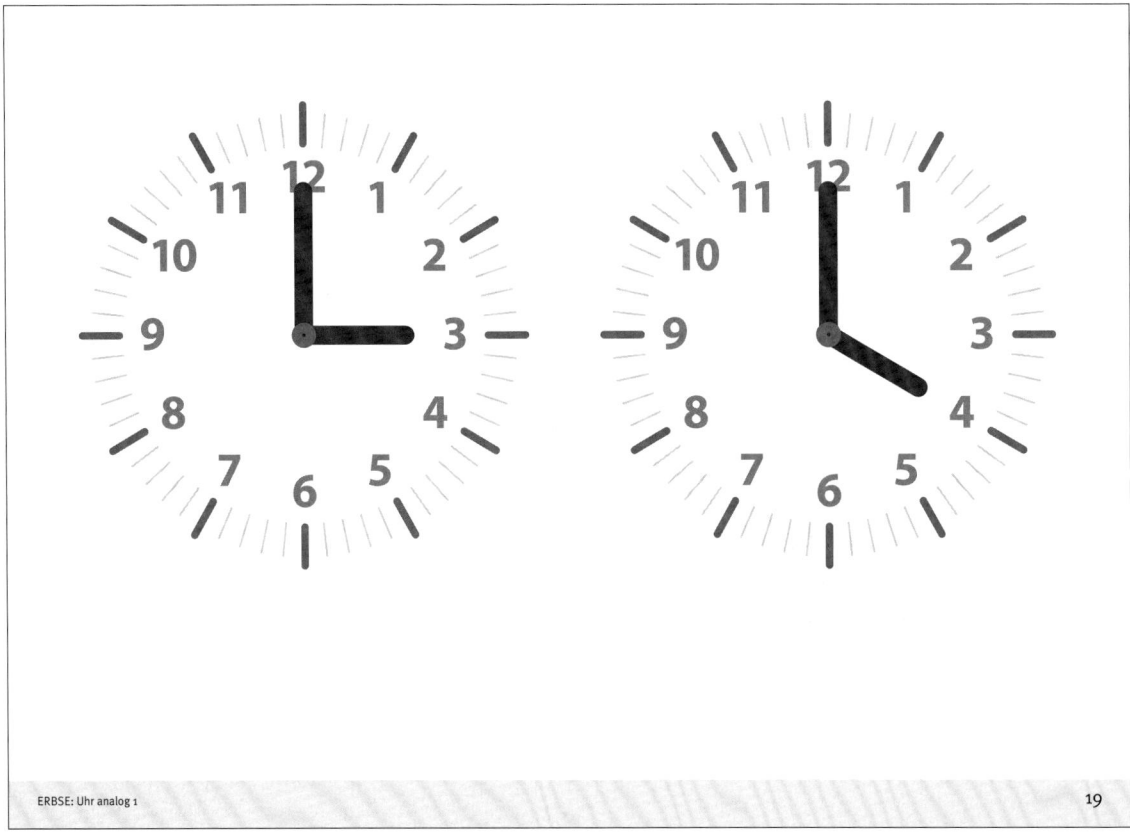

ERBSE: Uhr analog 1   19

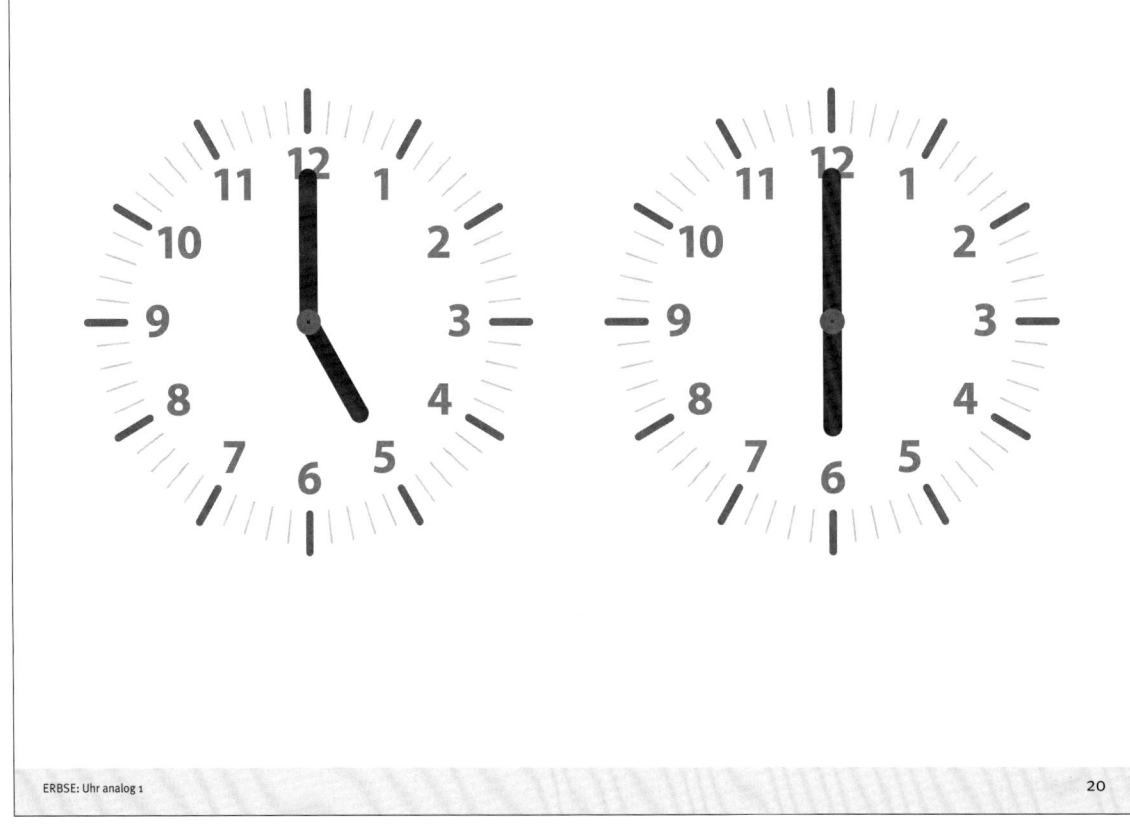

ERBSE: Uhr analog 1   20

20:15	10:40	10:20
9:15	11:05	14:15
15:45	12:55	18:25
13:20	15:05	9:50

ERBSE: Uhr digital 2

21

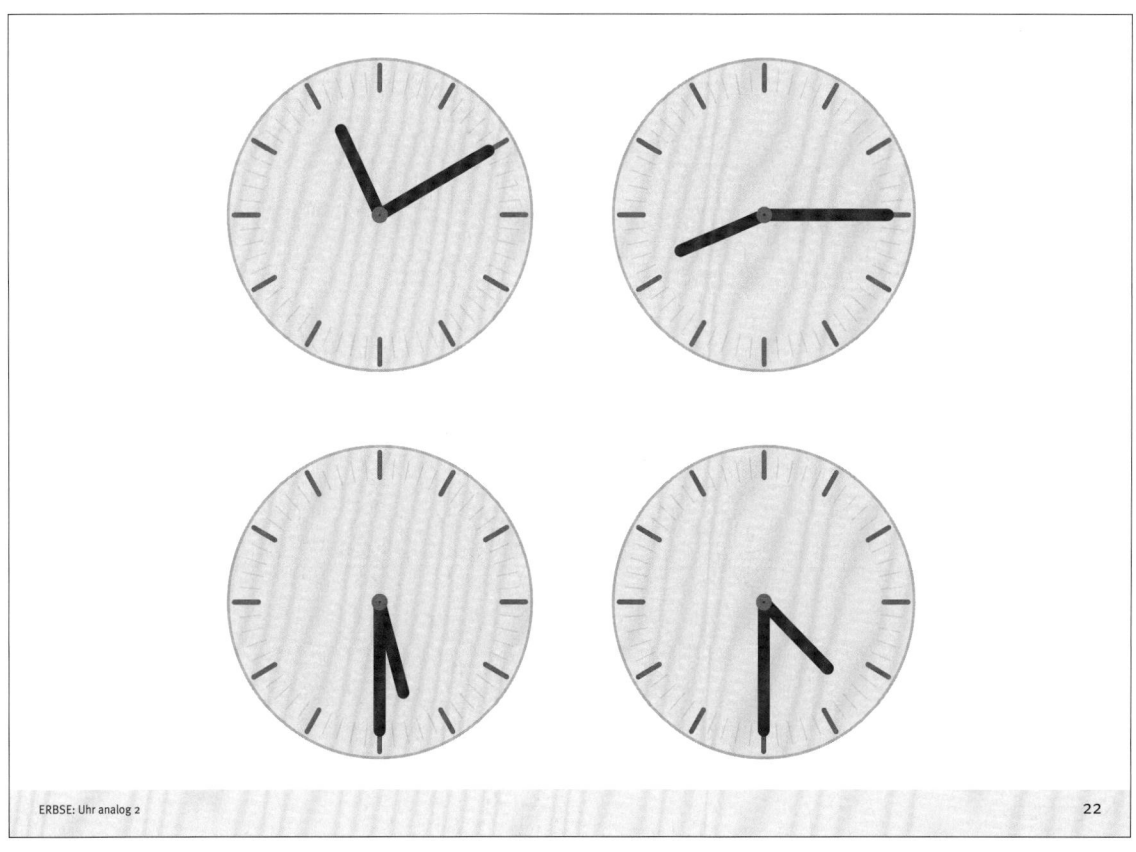

ERBSE: Uhr analog 2

22

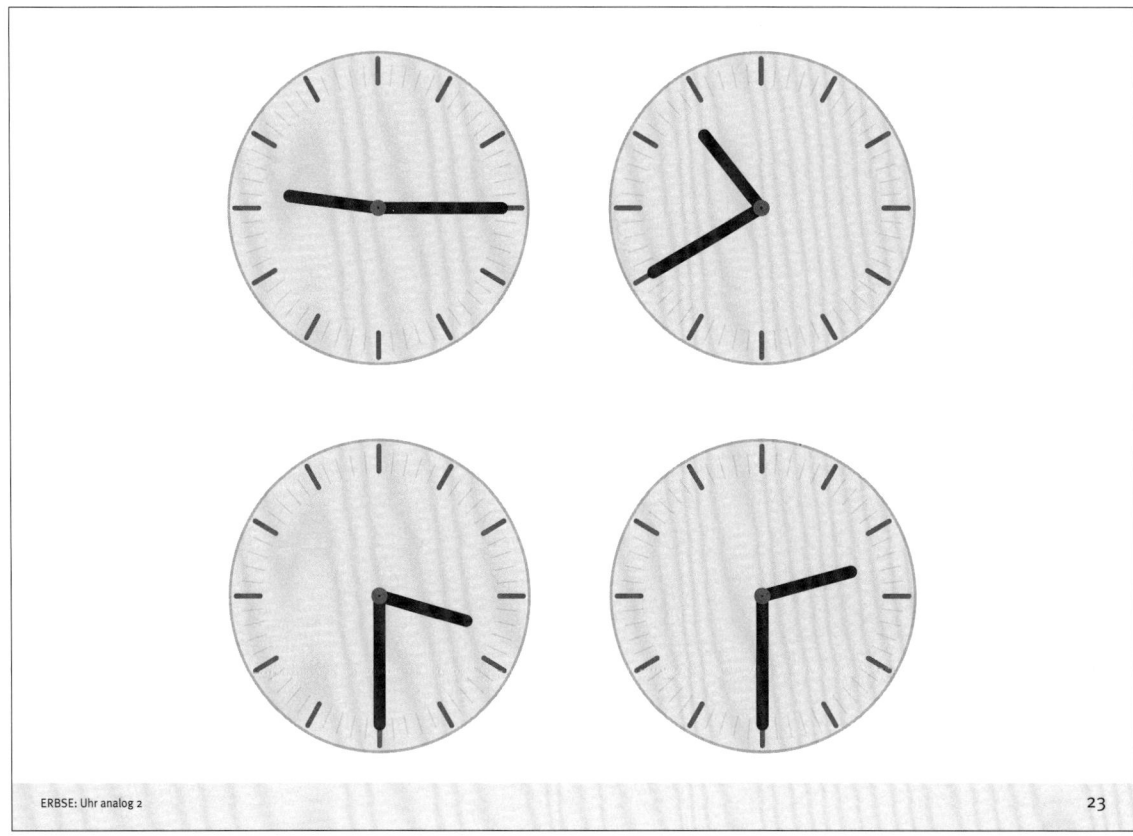

ERBSE: Uhr analog 2   23

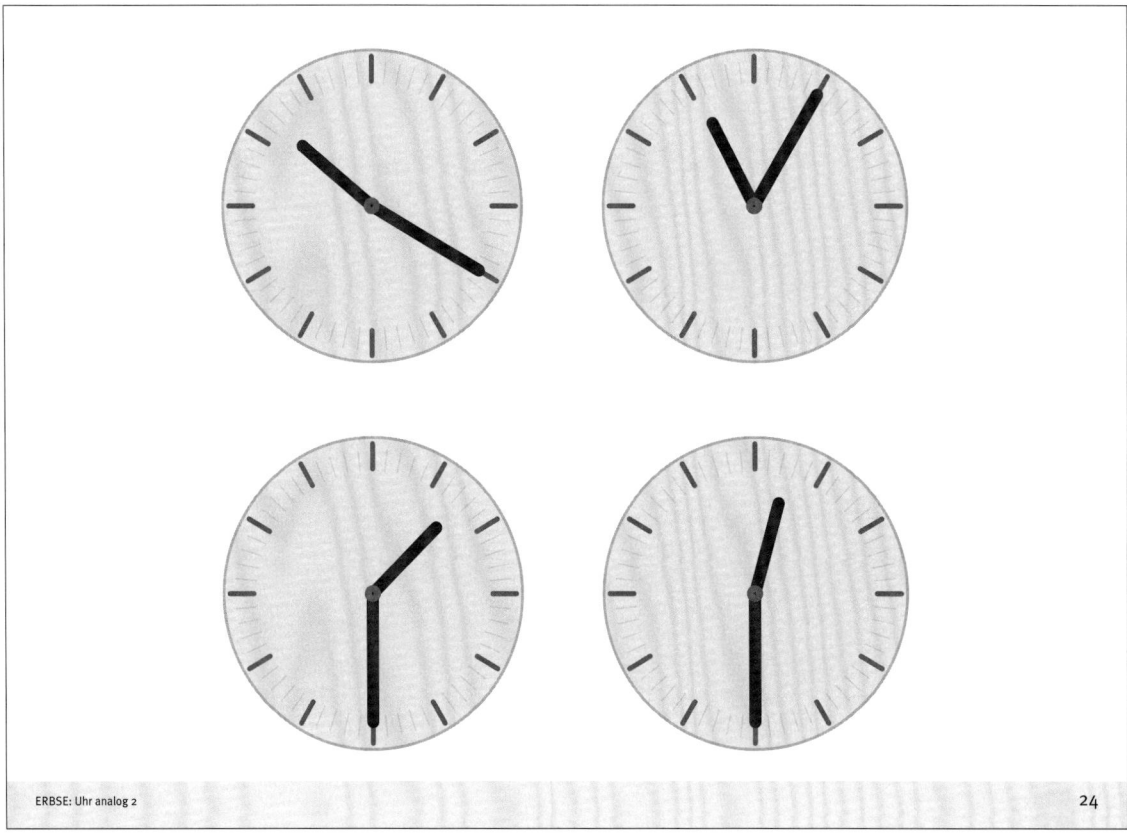

ERBSE: Uhr analog 2   24

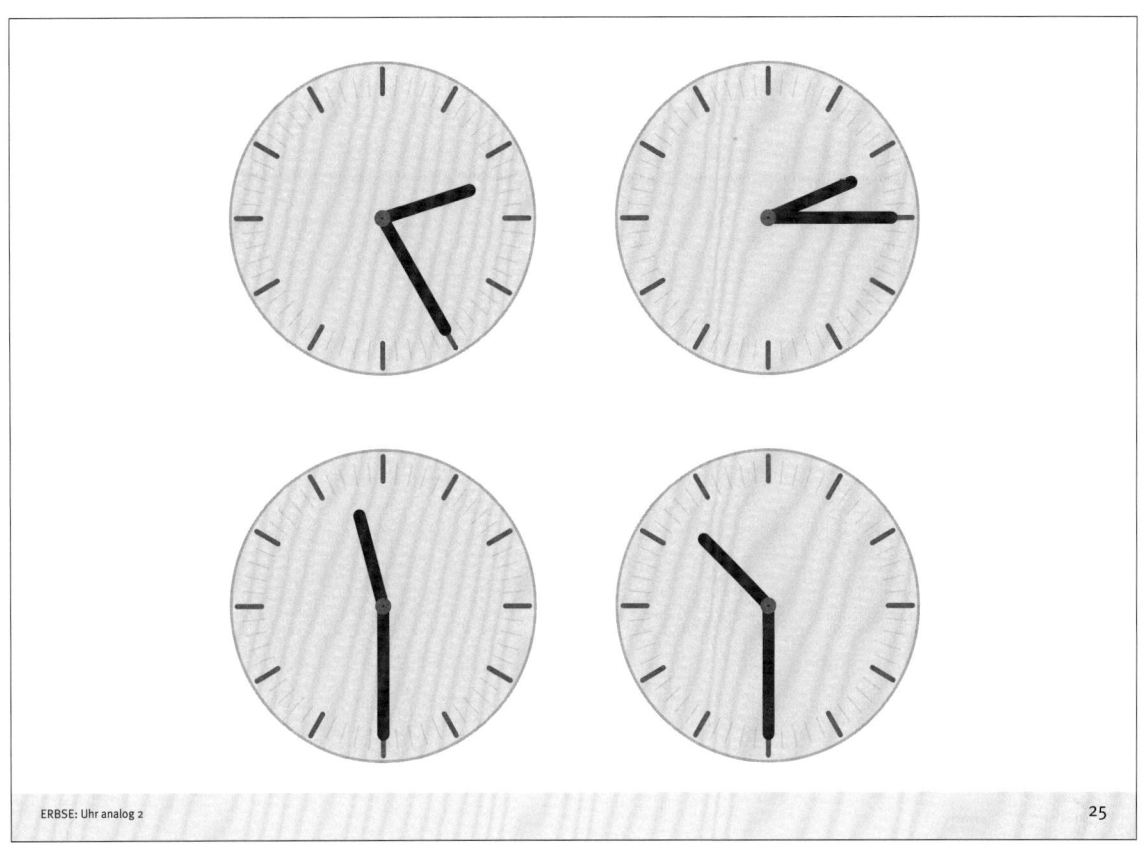

ERBSE: Uhr analog 2 25

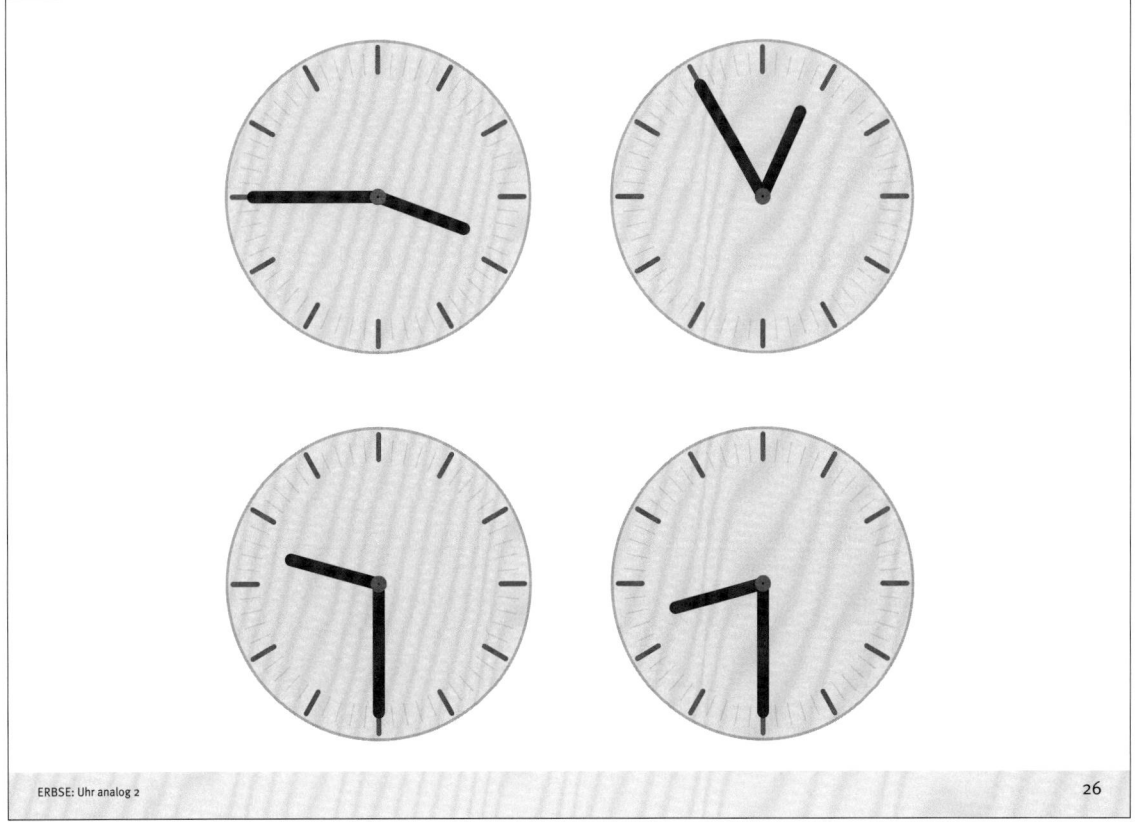

ERBSE: Uhr analog 2 26

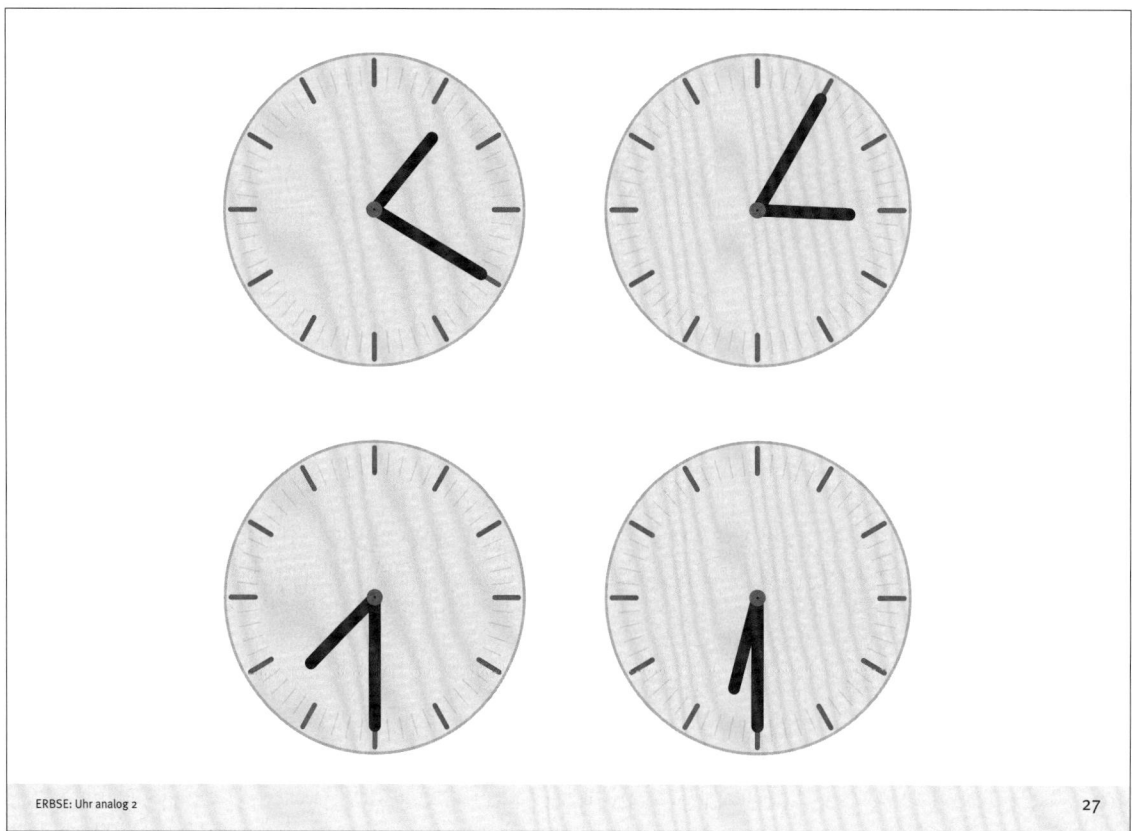

ERBSE: Uhr analog 2   27

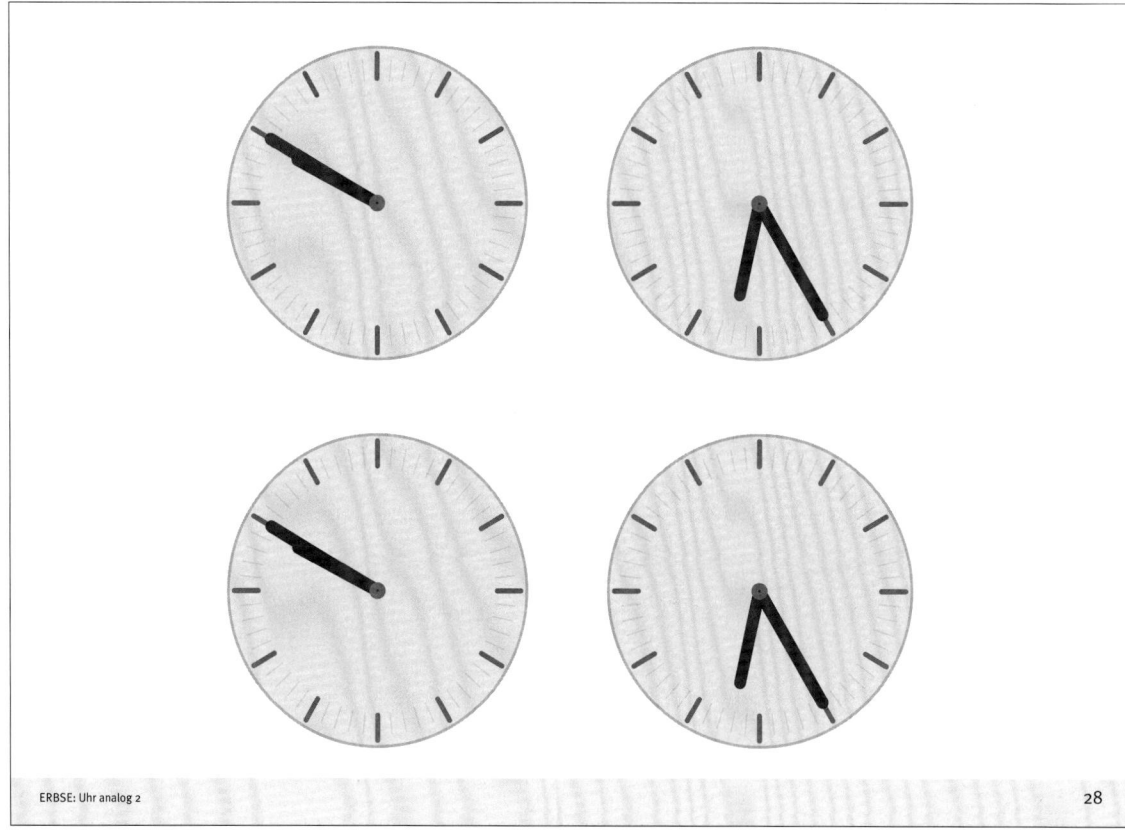

ERBSE: Uhr analog 2   28

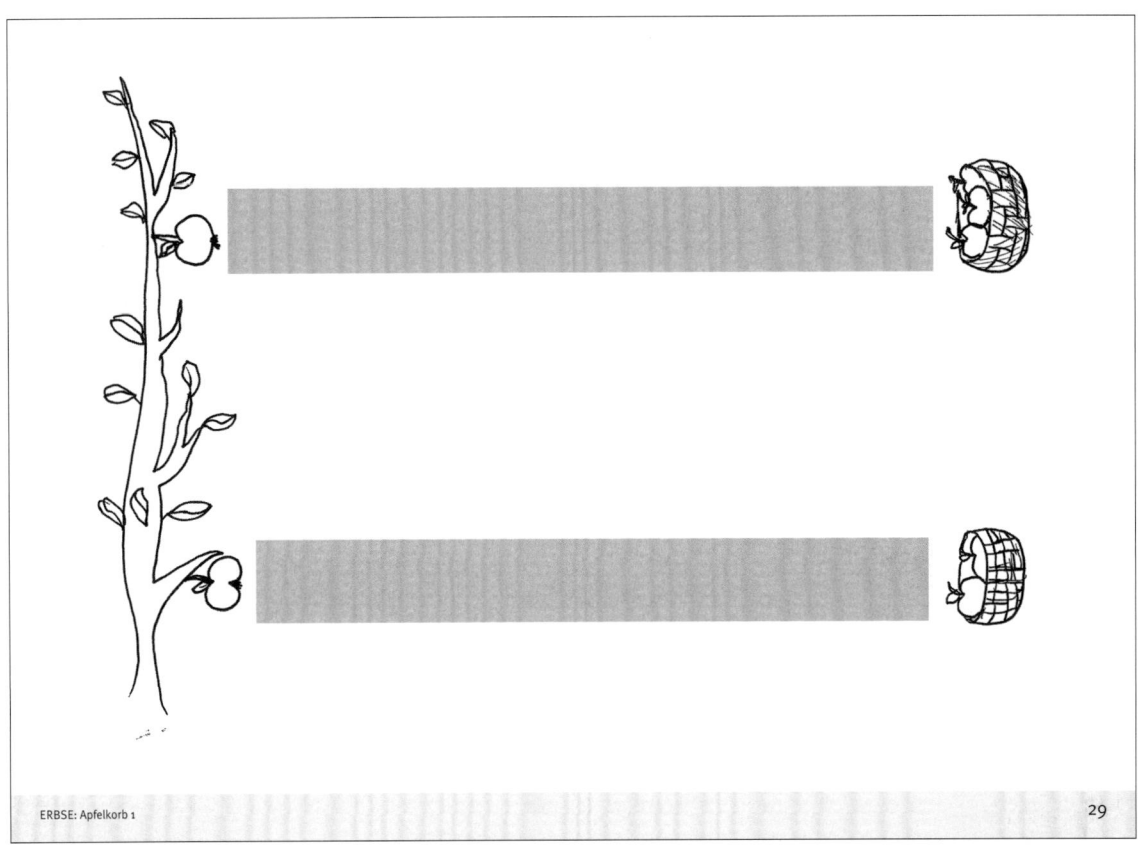

ERBSE: Apfelkorb 1   29

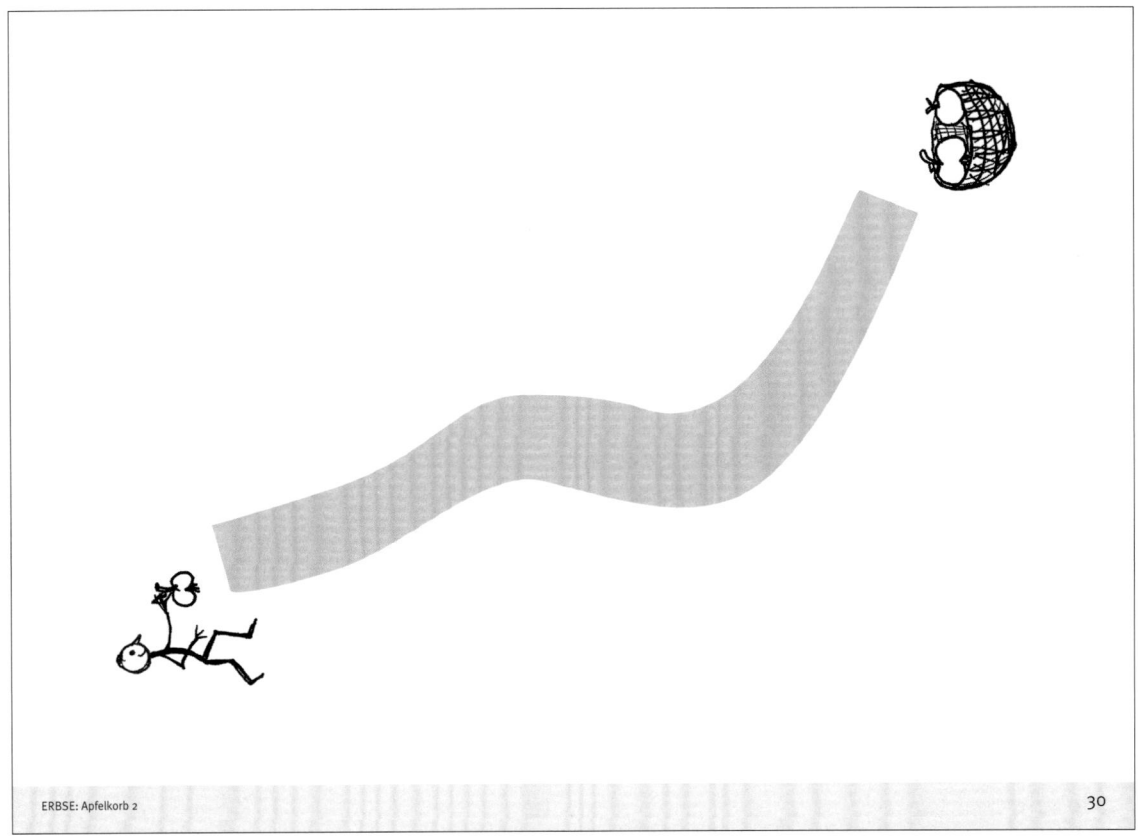

ERBSE: Apfelkorb 2   30

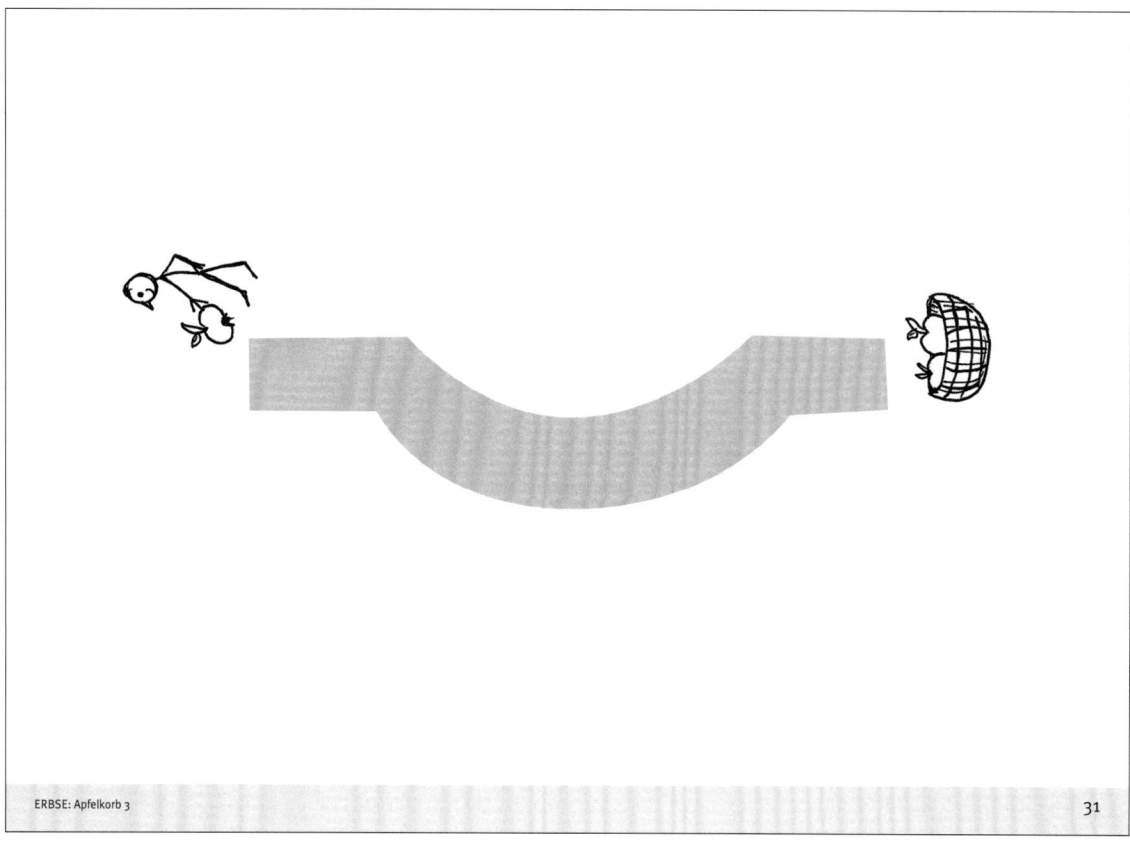

ERBSE: Apfelkorb 3   31

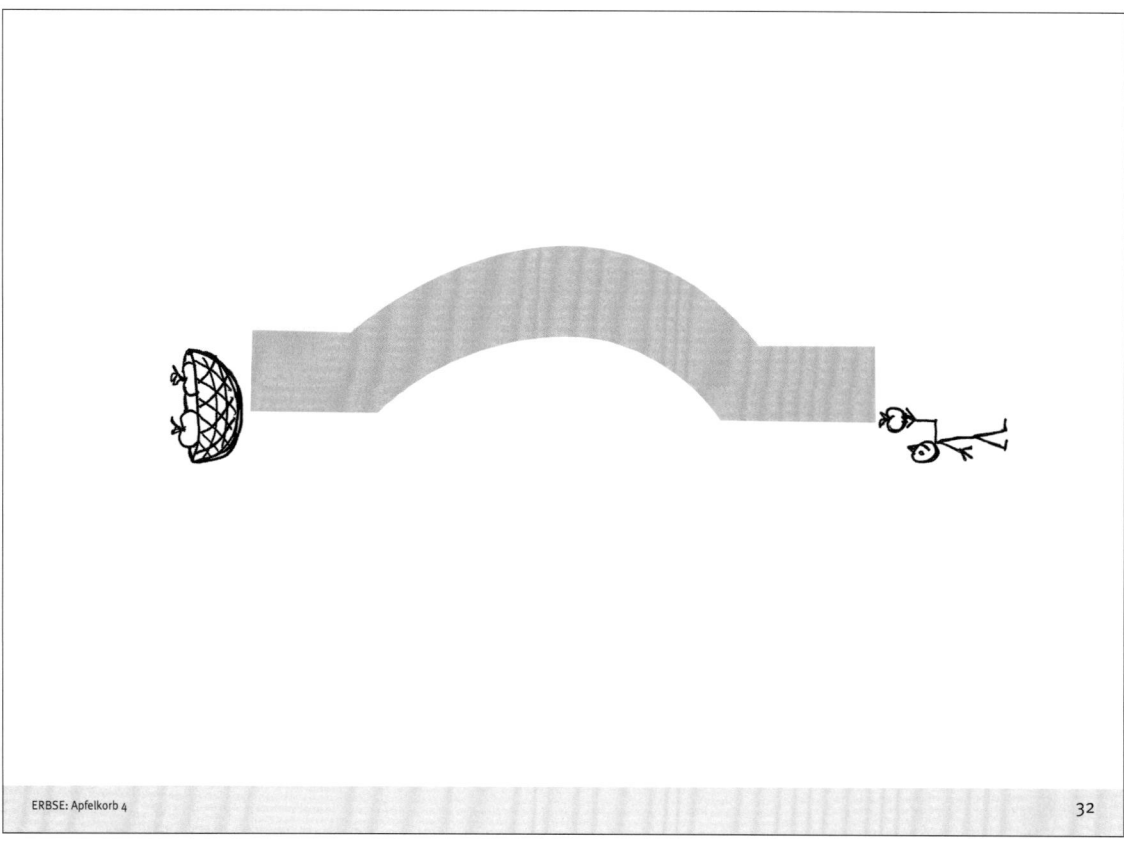

ERBSE: Apfelkorb 4   32

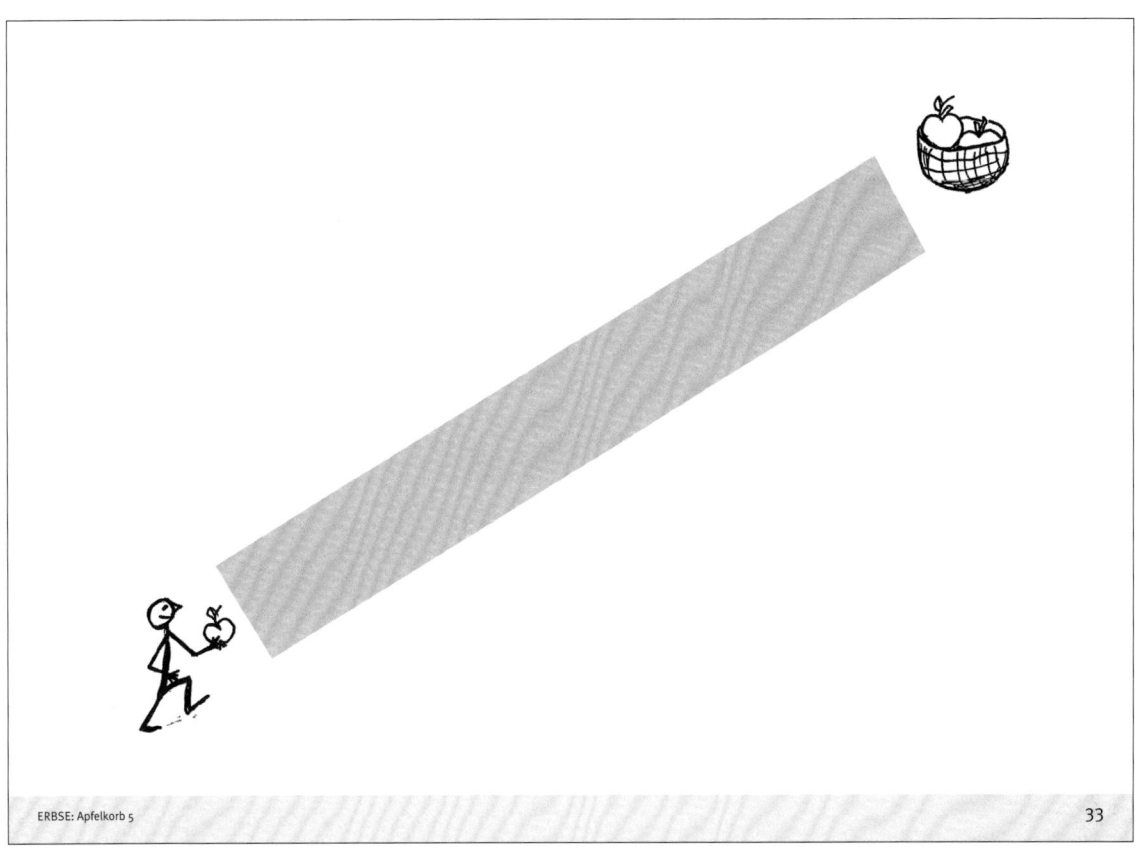

ERBSE: Apfelkorb 5   33

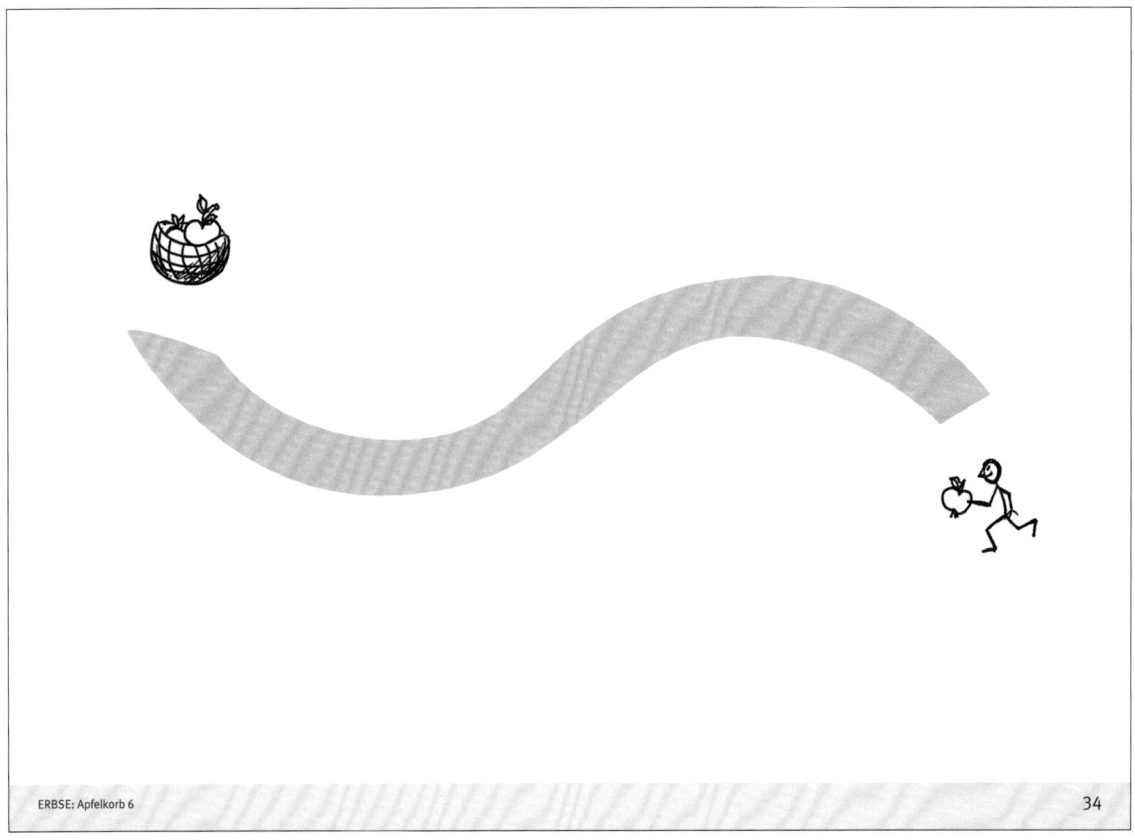

ERBSE: Apfelkorb 6   34

Wortliste 1

	Dg	1	2	3	4	5	delay	T2	
Insekt: Schmetterling									Spinne / Schmetterling / Zecke
Instrument: Trompete									Trompete / Harfe / Geige
Kleidungsstück: Schal									Weste / Mütze / Schal
Gemüse: Paprika									Lauch / Porree / Paprika
Sportart: Ringen									Rodeln / Ringen / Tennis
Körperteil: Schulter									Knie / Handgelenk / Schulter
Baustoff: Lehm									Lehm / Kies / Gips
Sternzeichen: Schütze									Schütze / Waage / Jungfrau
Spiel: Mikado									Domino / Mikado / Uno
Obst: Banane									Ananas / Banane / Kirsche
Getränk: Fruchtsaft									Cocktail / Limonade / Fruchtsaft
Organ: Lunge									Lunge / Leber / Darm
Summe									

Wortliste 2

	Dg	1	2	3	4	5	delay	T2	
Tier: Löwe									Tiger / Löwe / Bär
Werkzeug: Bohrmaschine									Feile / Flex / Bohrmaschine
Verwandter: Schwager									Schwager / Cousin / Onkel
Gefühl: Enttäuschung									Enttäuschung / Wehmut / Frustration
Nahrungsmittel: Reis									Brot / Nudeln / Reis
Fahrzeug: LKW									Traktor / LKW / S-Bahn
Gebäude: Stadion									Garage / Stadion / Rathaus
Farbe: grau									grau / beige / lila
Gewürz: Zimt									Nelken / Pfeffer / Zimt
Vogel: Spatz									Amsel / Bussard / Spatz
Schreibgerät: Bleistift									Kugelschreiber / Bleistift / Filzstift
Hobby: puzzlen									puzzlen / malen / drechseln
Summe									

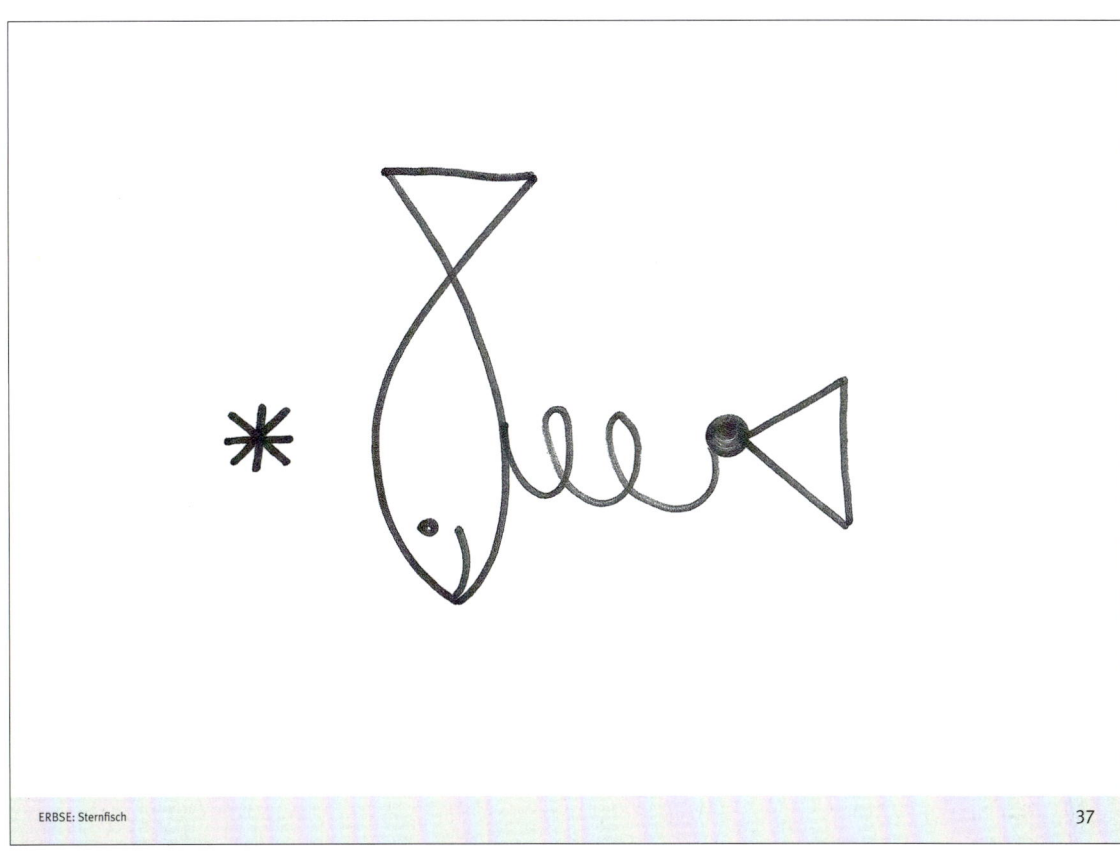

ERBSE: Sternfisch

37

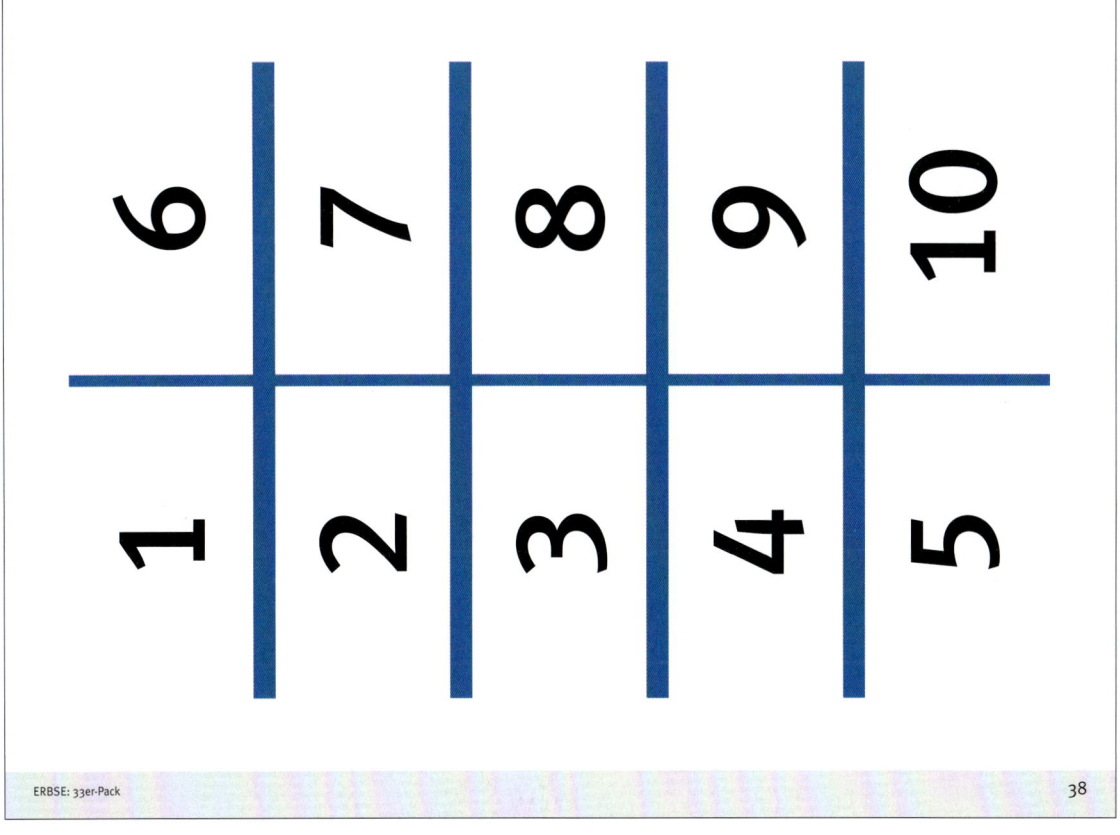

ERBSE: 33er-Pack

38

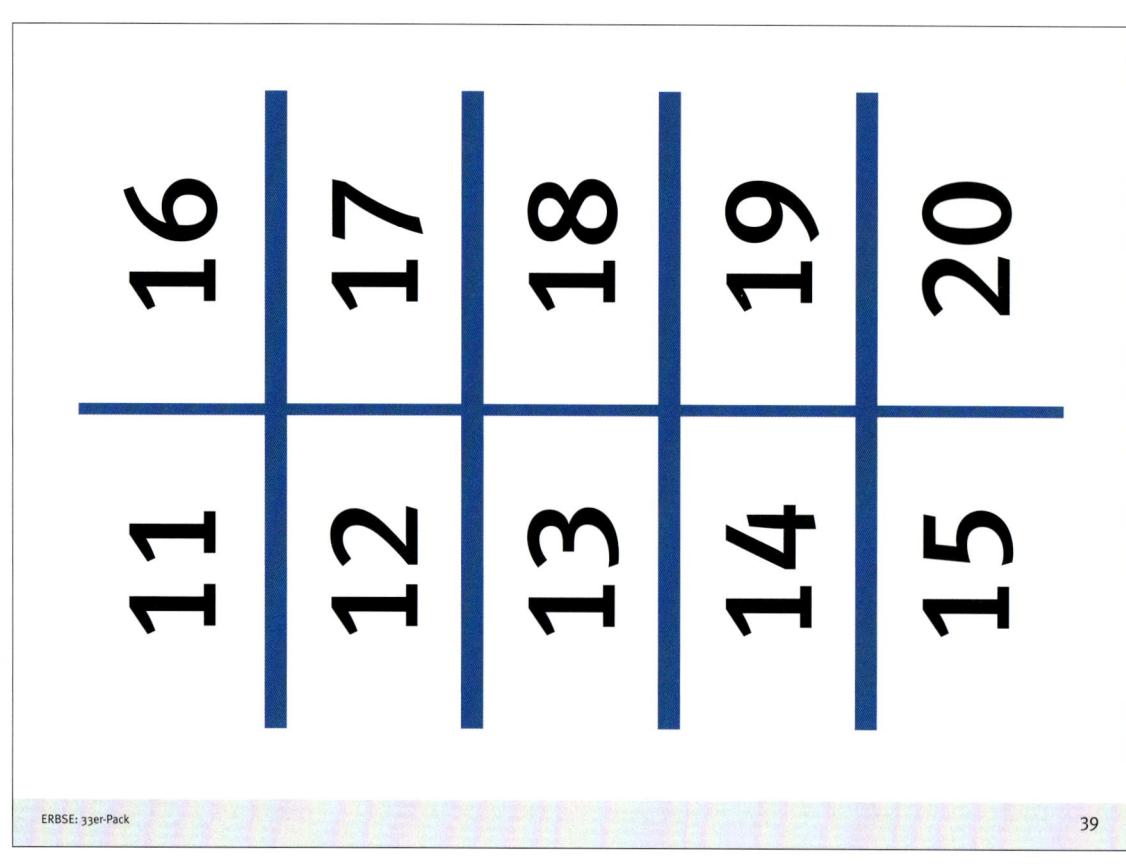

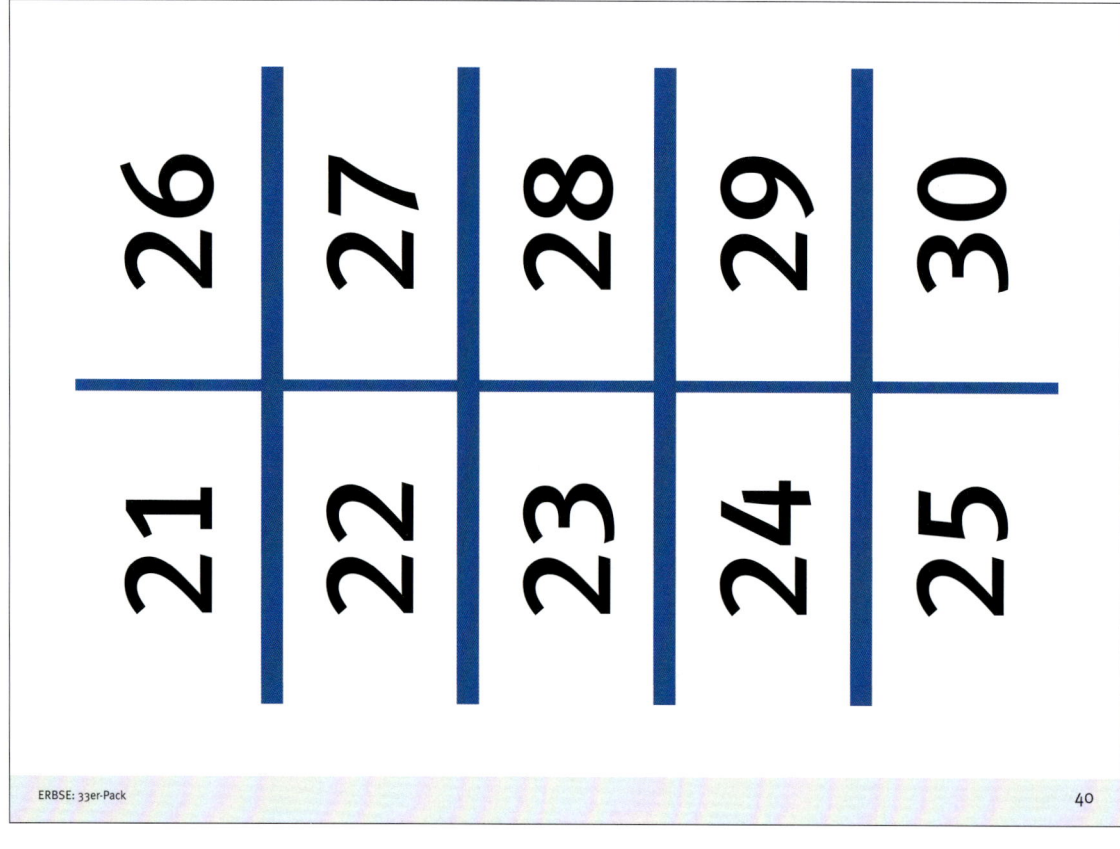

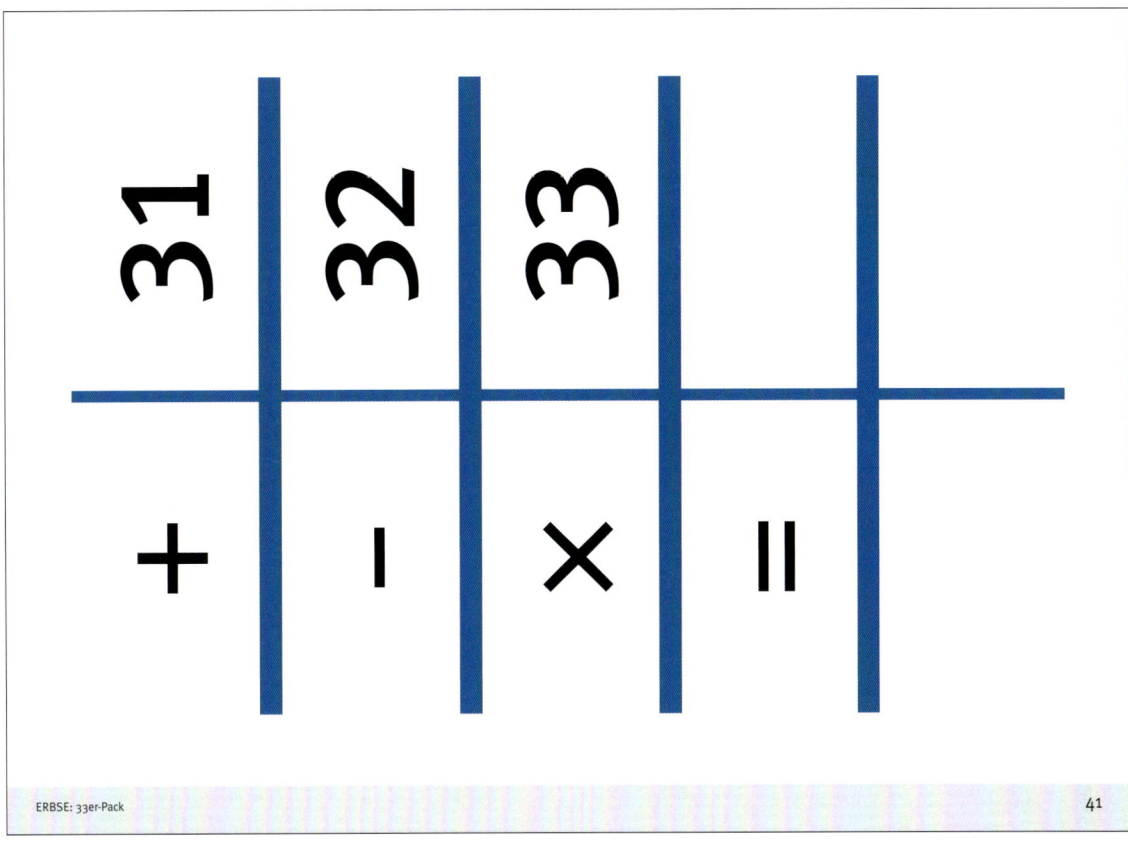

ERBSE: 33er-Pack

41

Sprachaktivierung:

Gegenteile / Steigerung:
- Nicht groß ist …? Nicht dunkel ist …?
- heiß / schnell / alt / dünn / hungrig / dumm / schwer / langweilig / …

Farben:
- Milch ist weiß. Und Schnee ist auch …
- Blut ist … / Himbeeren sind …
- Welche Farbe hat die Milka Kuh? Und ein Müllauto?

Hauptstädte:
- In welchem Land liegt London / Paris / Berlin / Wien / Madrid …

Tierbabies:
- Hunde bekommen Welpen. Pferde / Kühe / Enten / Schafe / Schweine

Obstsorten oder Gemüse aufzählen, Vornamen zu Anfangsbuchstaben sammeln, Städtenamen in Ländern einfallen lassen, Blumen finden, …

ERBSE: Ratewort

42

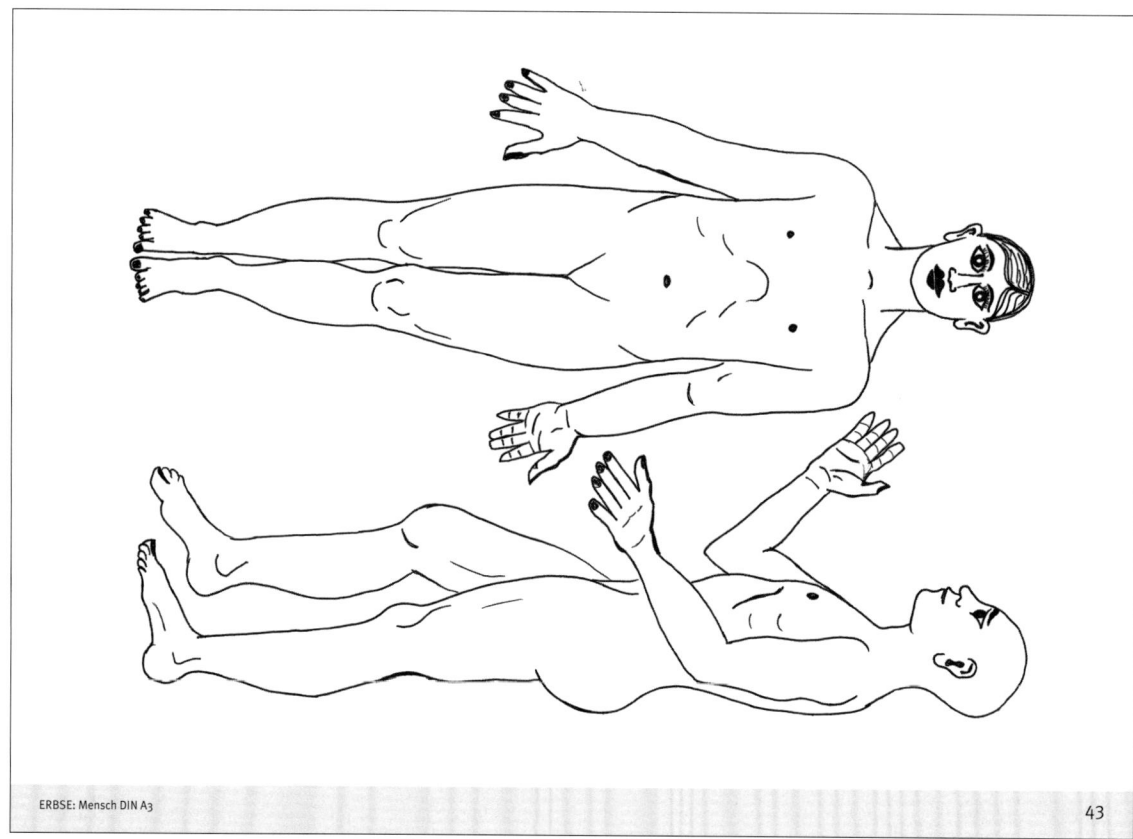

ERBSE: Mensch DIN A3   43

Hand	Kinn
Bein	Backe
Schulter	Wimpern
Po	Ferse
Kopf	Kniekehle
Nase	Ellenbogen
Brust	Nacken

ERBSE: Mensch DIN A3   44

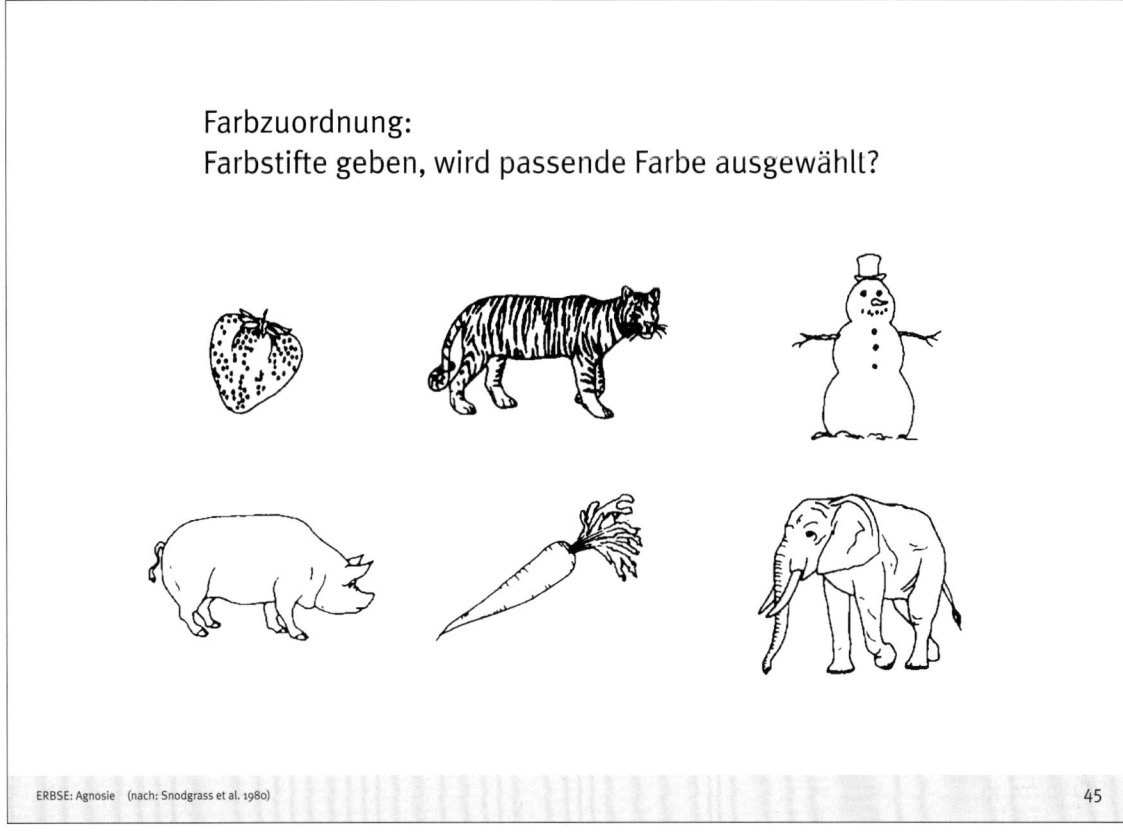

Farbzuordnung:
Farbstifte geben, wird passende Farbe ausgewählt?

ERBSE: Agnosie (nach: Snodgrass et al. 1980) 45

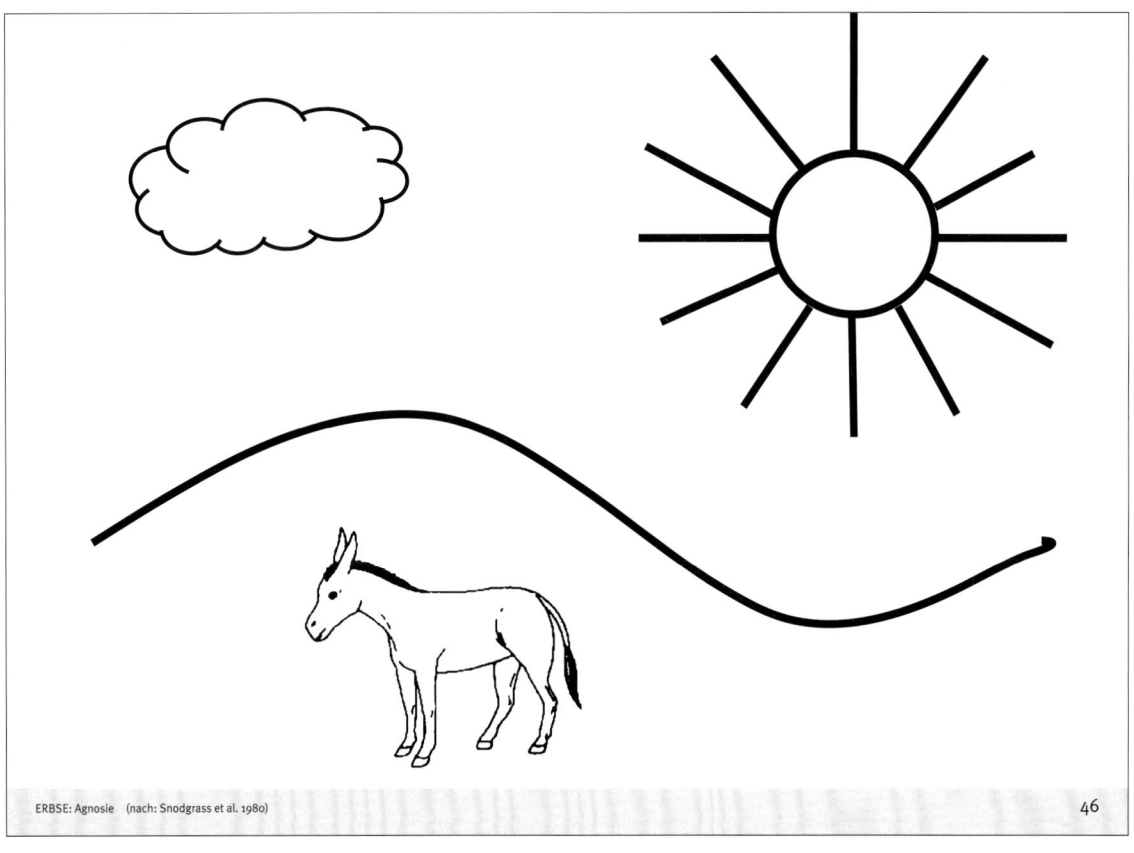

ERBSE: Agnosie (nach: Snodgrass et al. 1980) 46

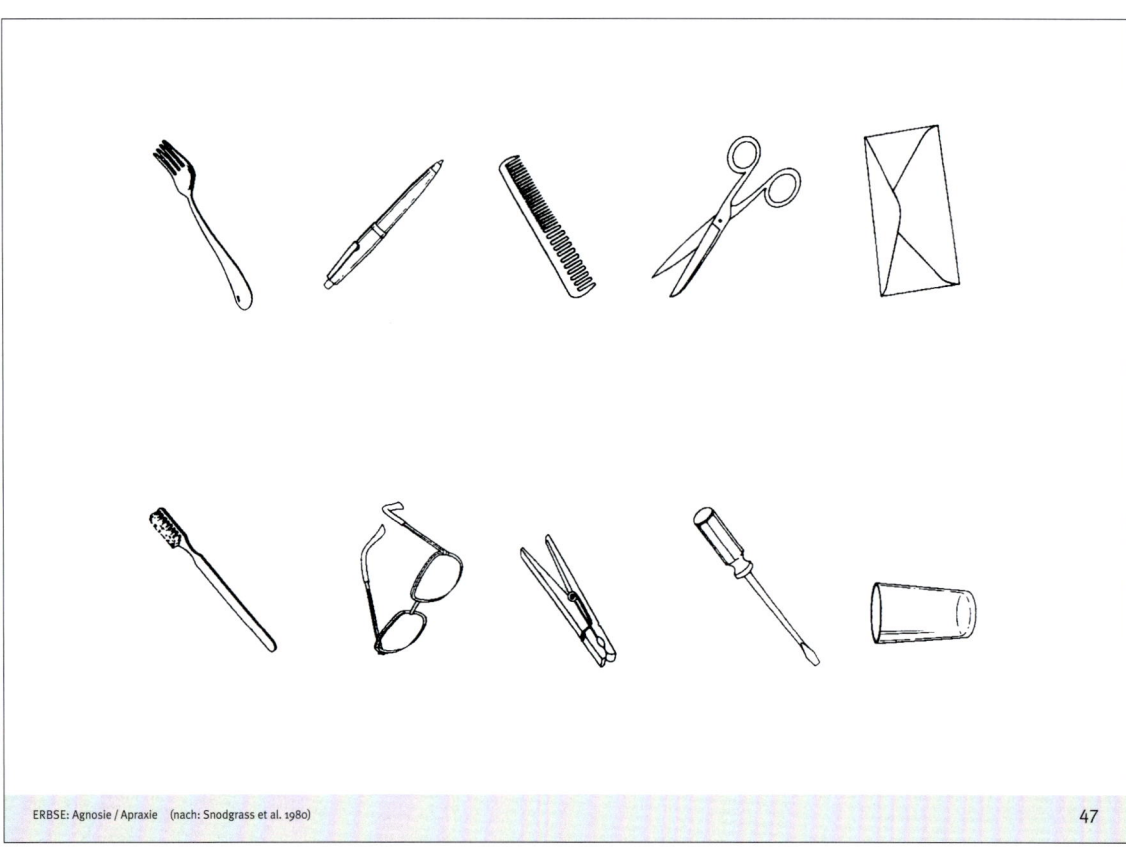

ERBSE: Agnosie / Apraxie   (nach: Snodgrass et al. 1980)   47

ERBSE: Symbole   48

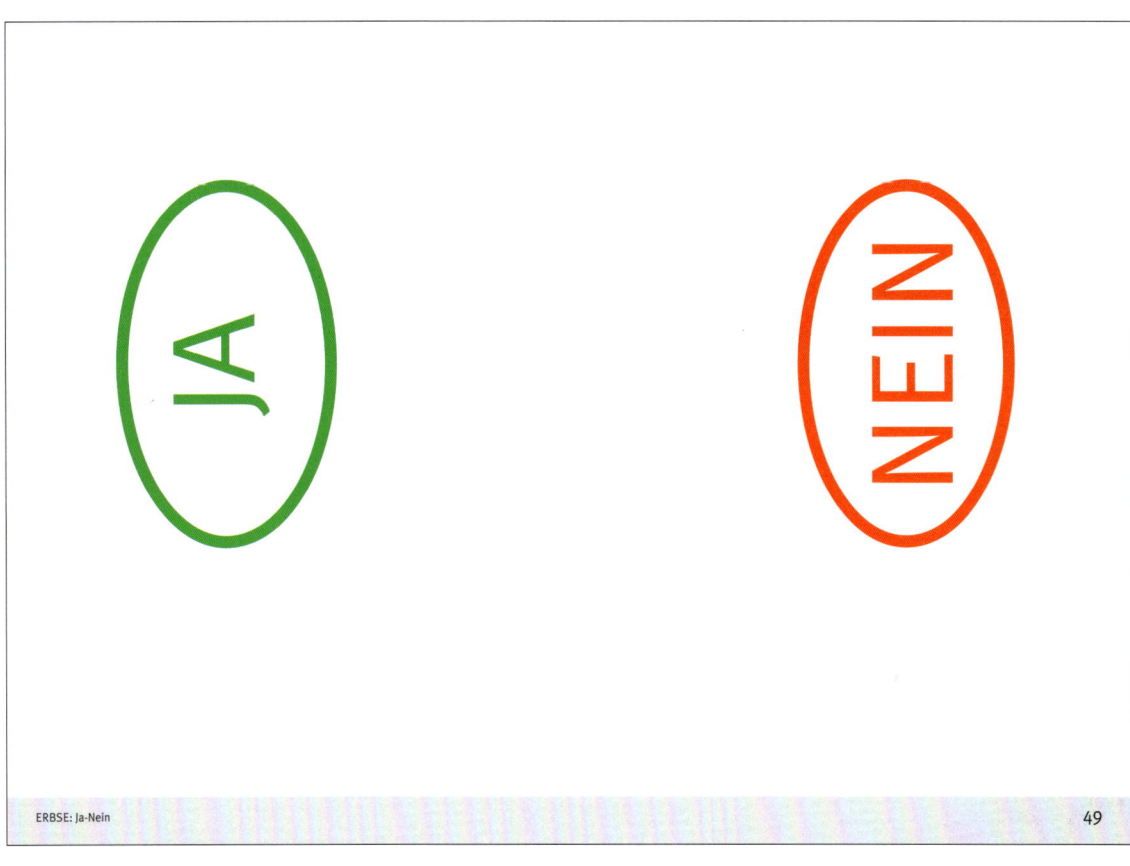

ERBSE: Ja-Nein   49

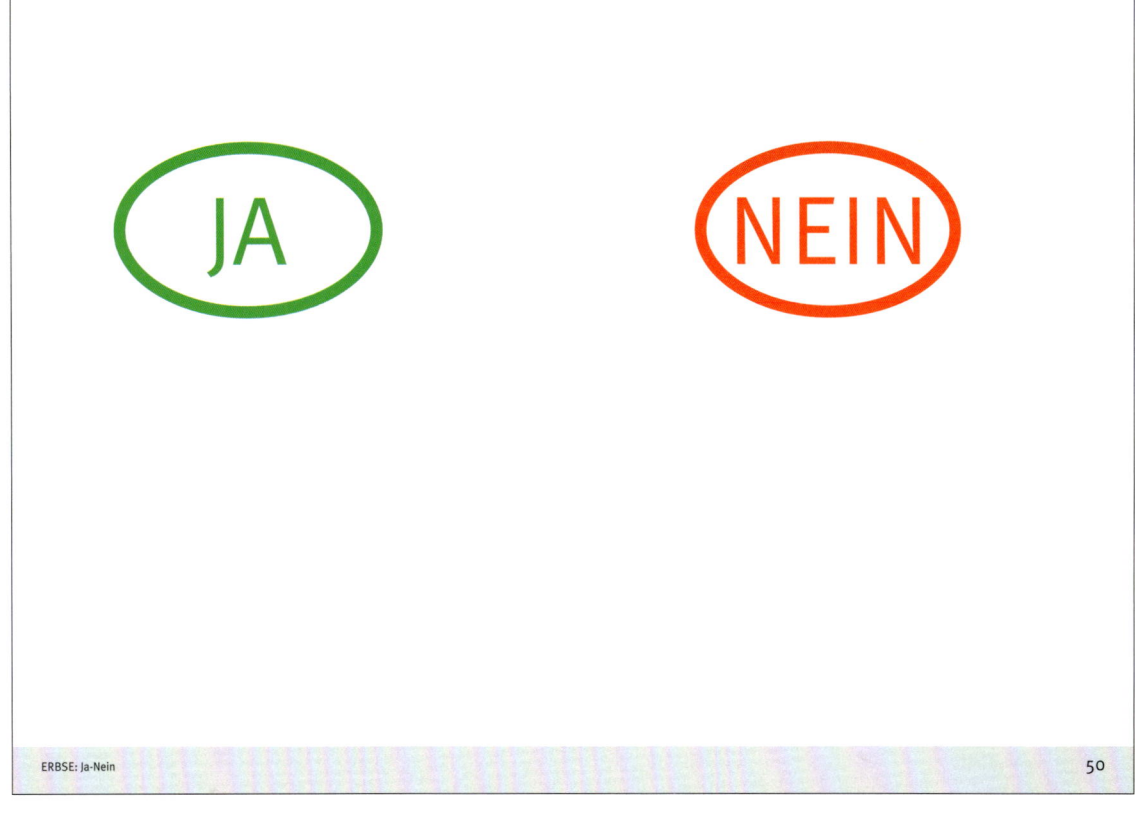

ERBSE: Ja-Nein   50

Buchstabentafel auf eine beschriftbareTafel kleben, Signal des Patienten für „Ja" klären. Der Dialogpartner nennt reihenweise die Farbe der Zeile – wenn der Patient sein Signal setzt, wählt er damit diese Zeile aus. Dann liest man langsam die einzelnen Buchstaben dieser Zeile vor, bis erneut das „Ja"-Signal erfolgt. Die ausgewählten Buchstaben werden auf die Tafel notiert. Um den Vorgang etwas zu beschleunigen, kann man nach etwas Übung und bei routinierten Dialogpartnern in der ausgewählten Zeile nur diejenigen Buchstaben vorlesen, die aktuell in Frage kommen.

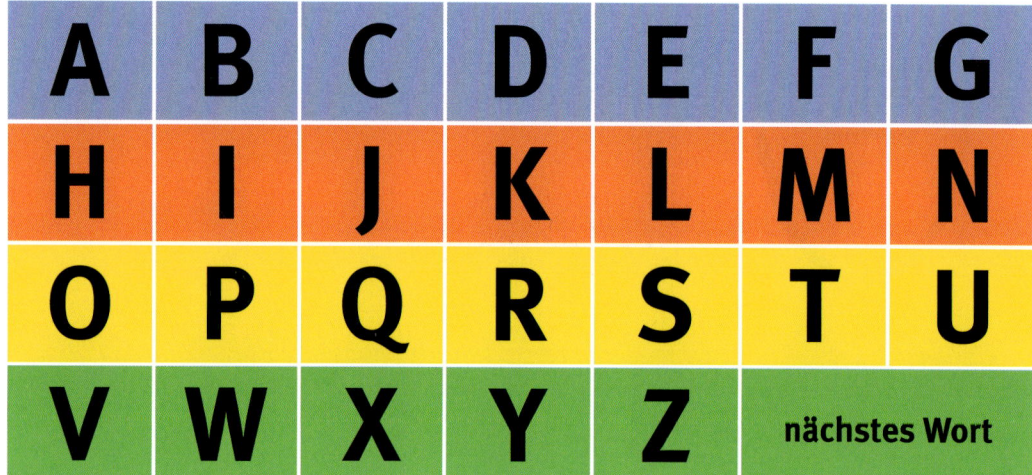

ERBSE: Buchstabentafel bunt

51

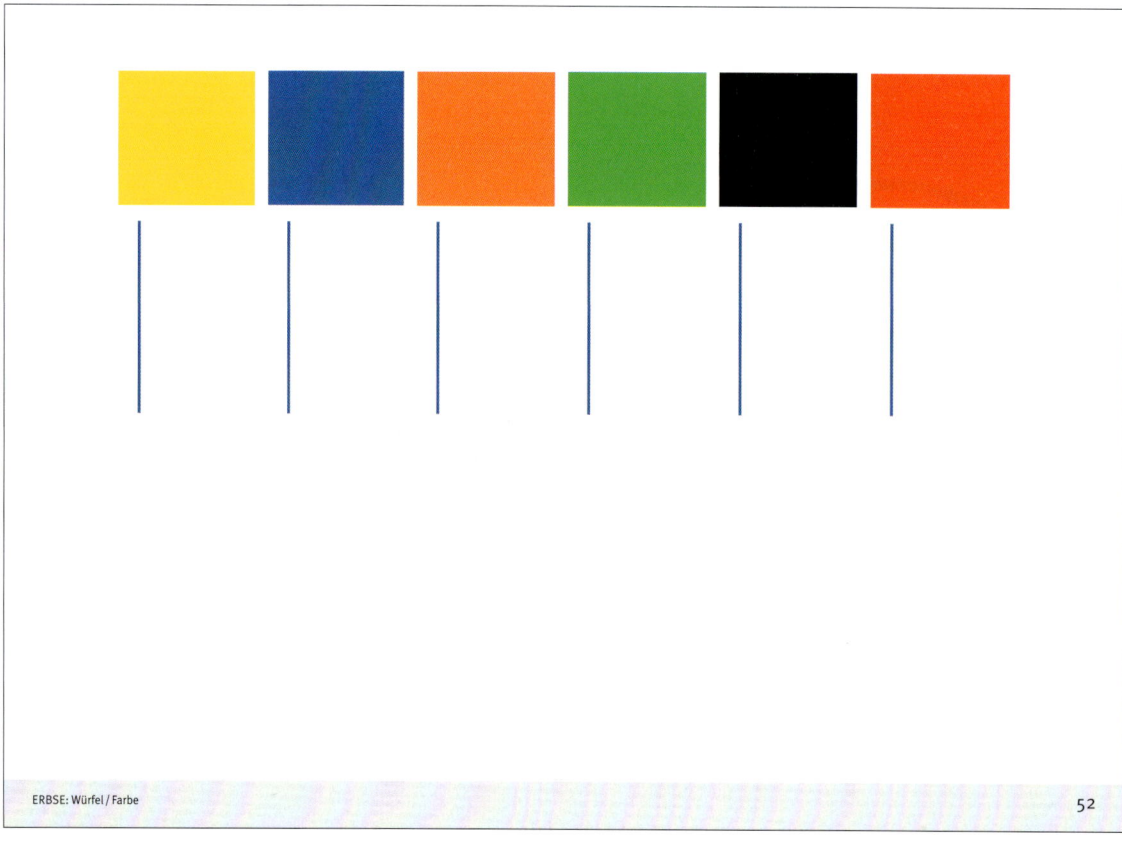

ERBSE: Würfel / Farbe

52

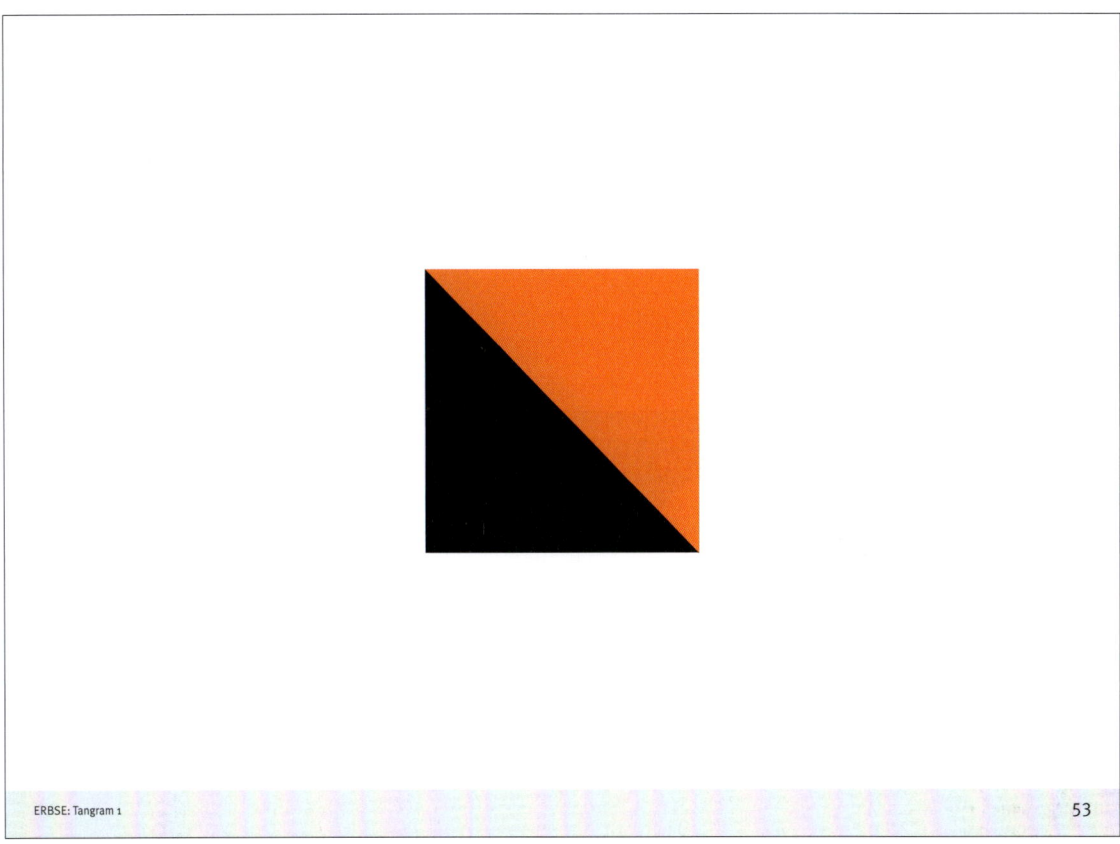

ERBSE: Tangram 1   53

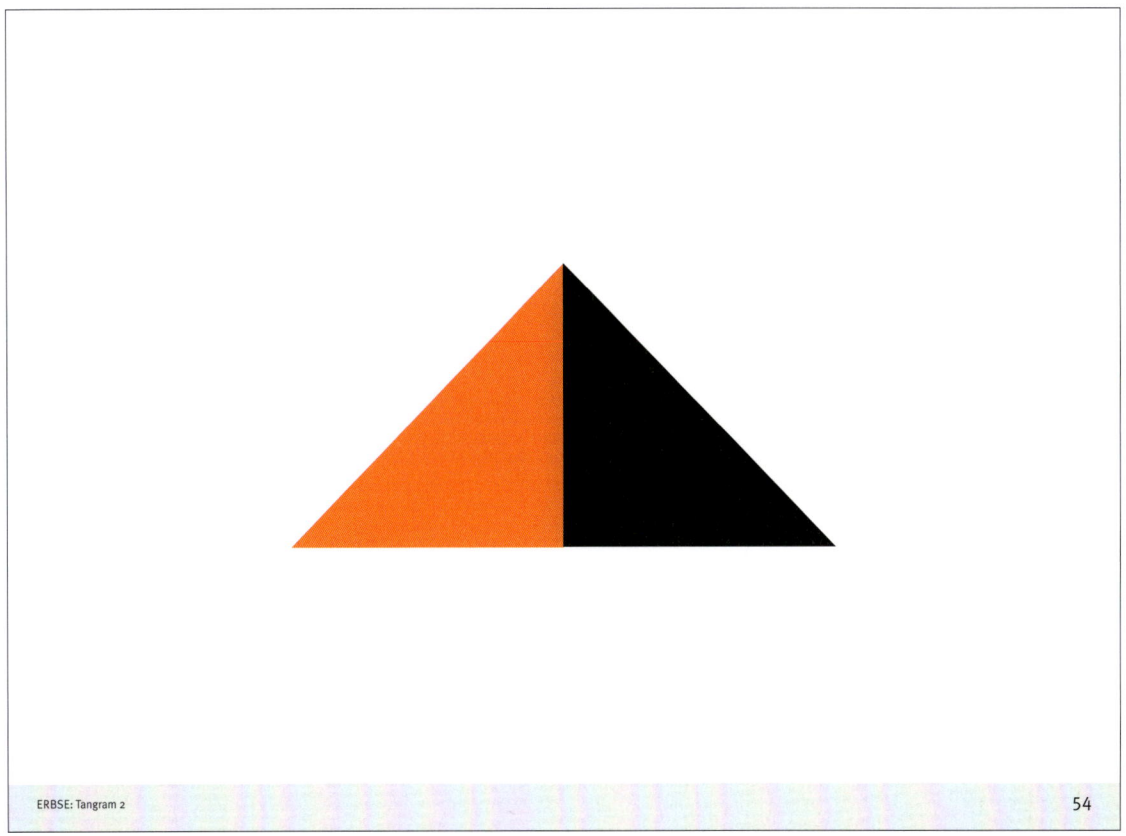

ERBSE: Tangram 2   54

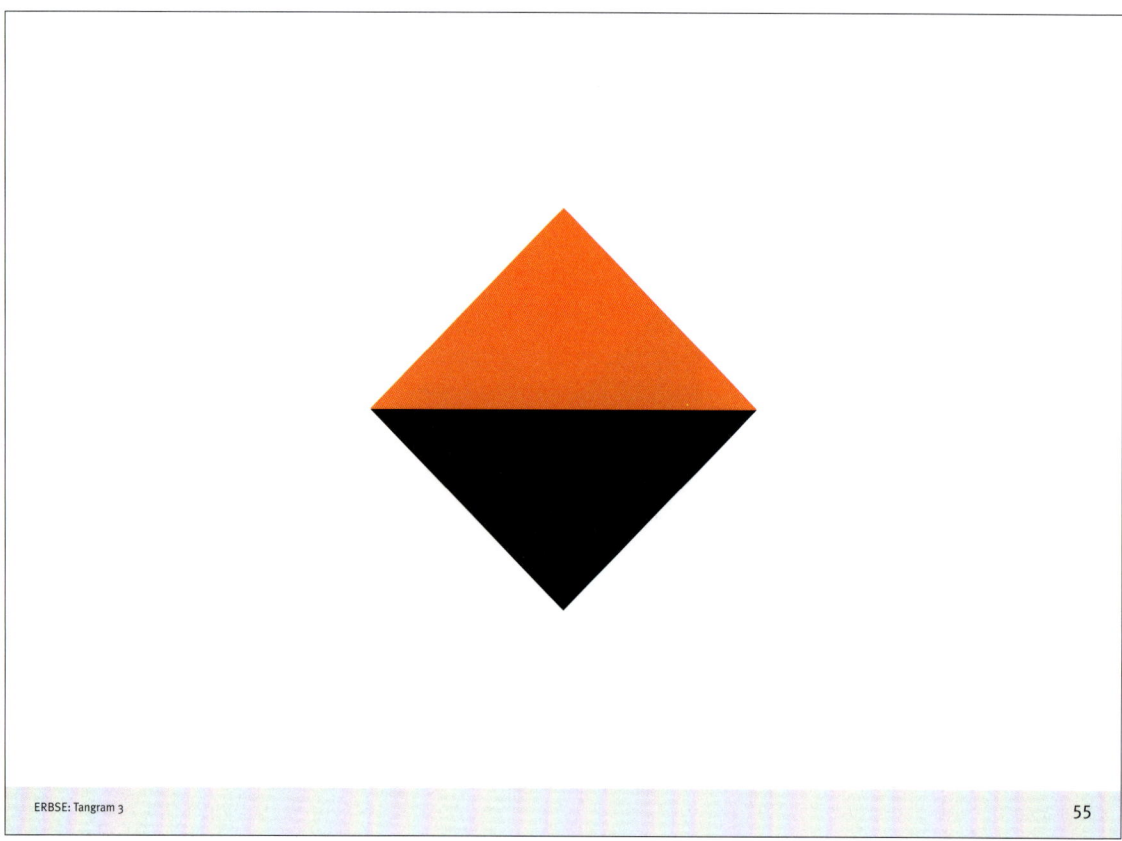

ERBSE: Tangram 3   55

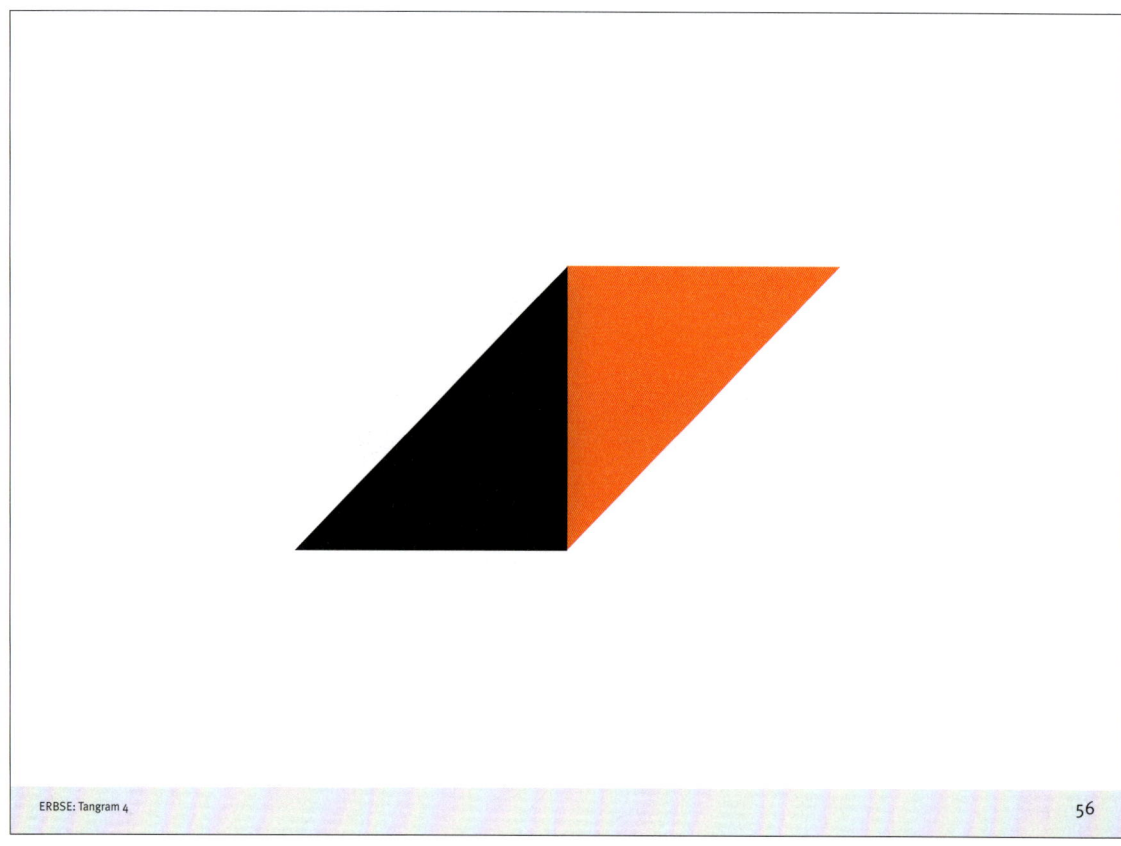

ERBSE: Tangram 4   56

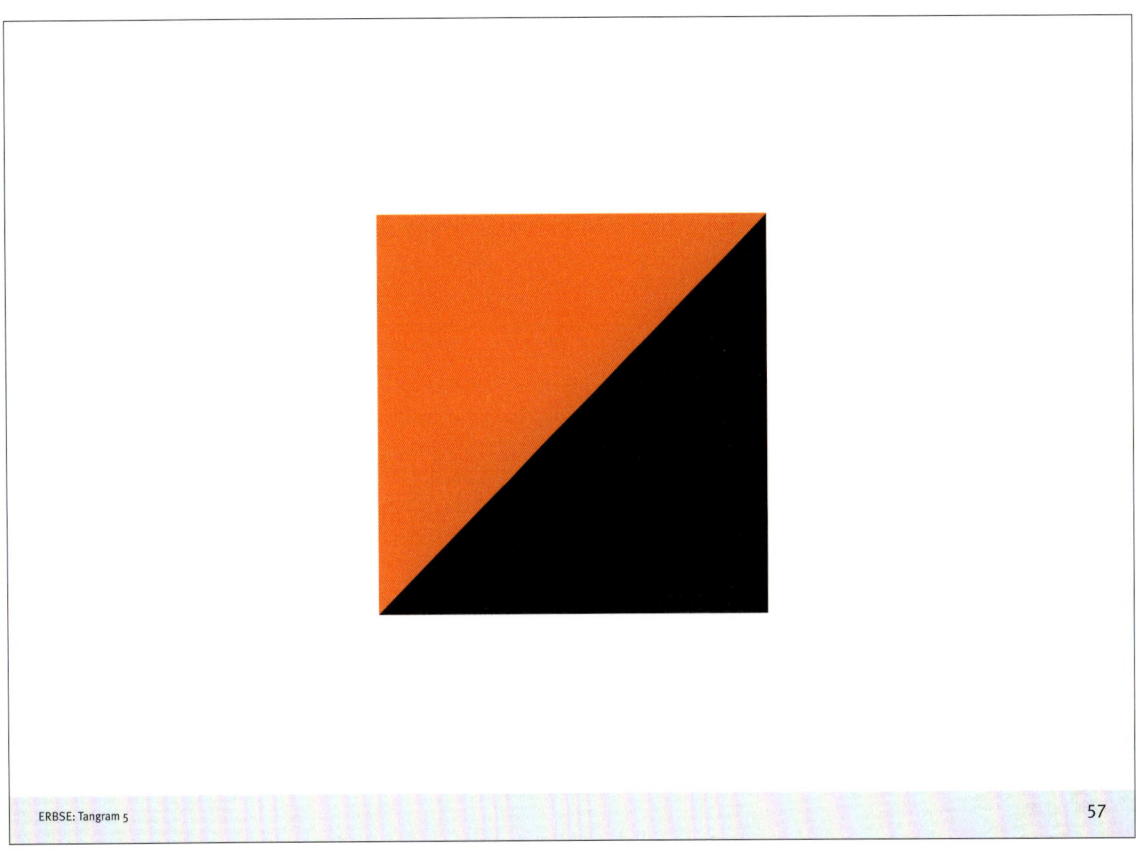

ERBSE: Tangram 5

57

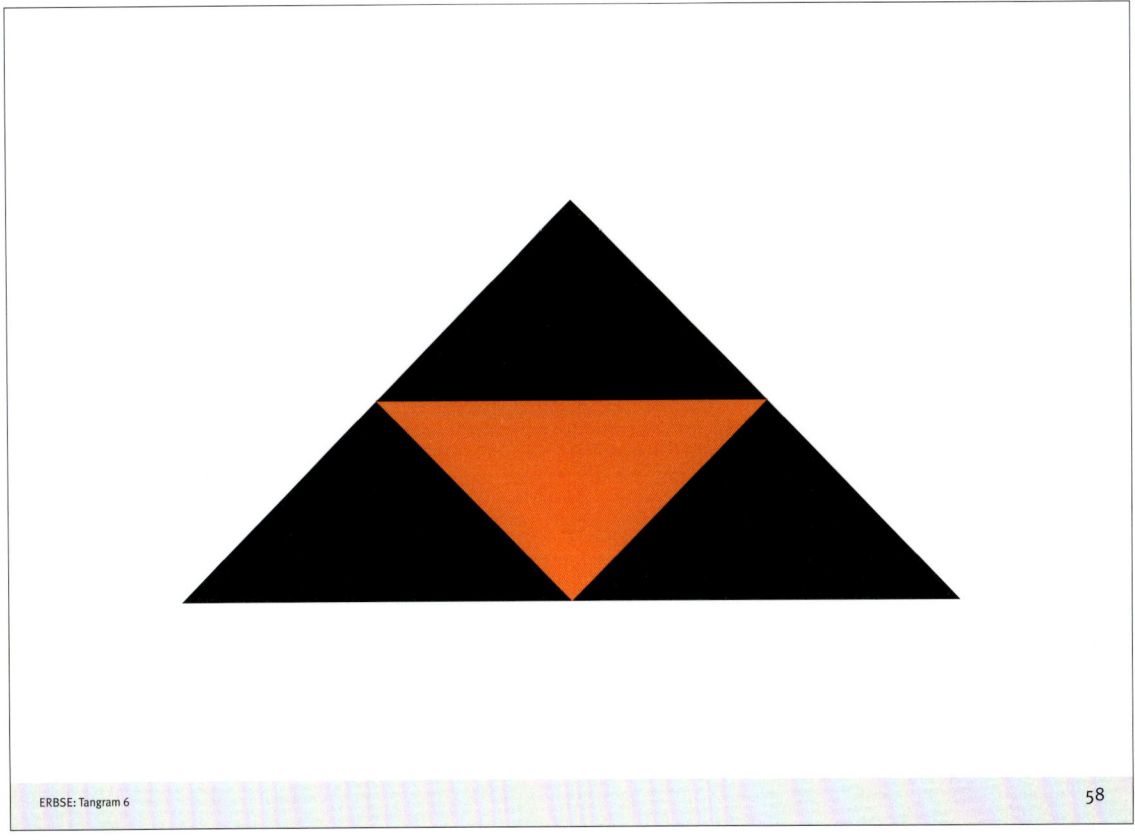

ERBSE: Tangram 6

58

ERBSE: Tangram 7

59

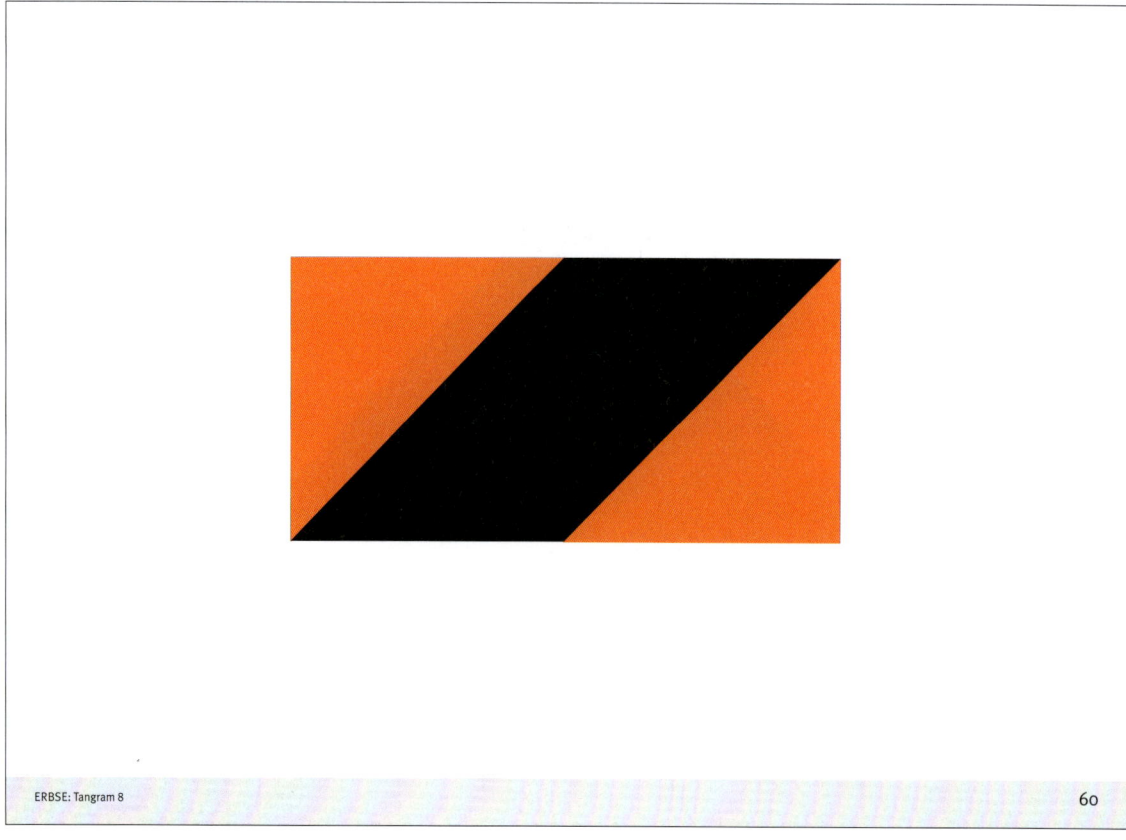

ERBSE: Tangram 8

60

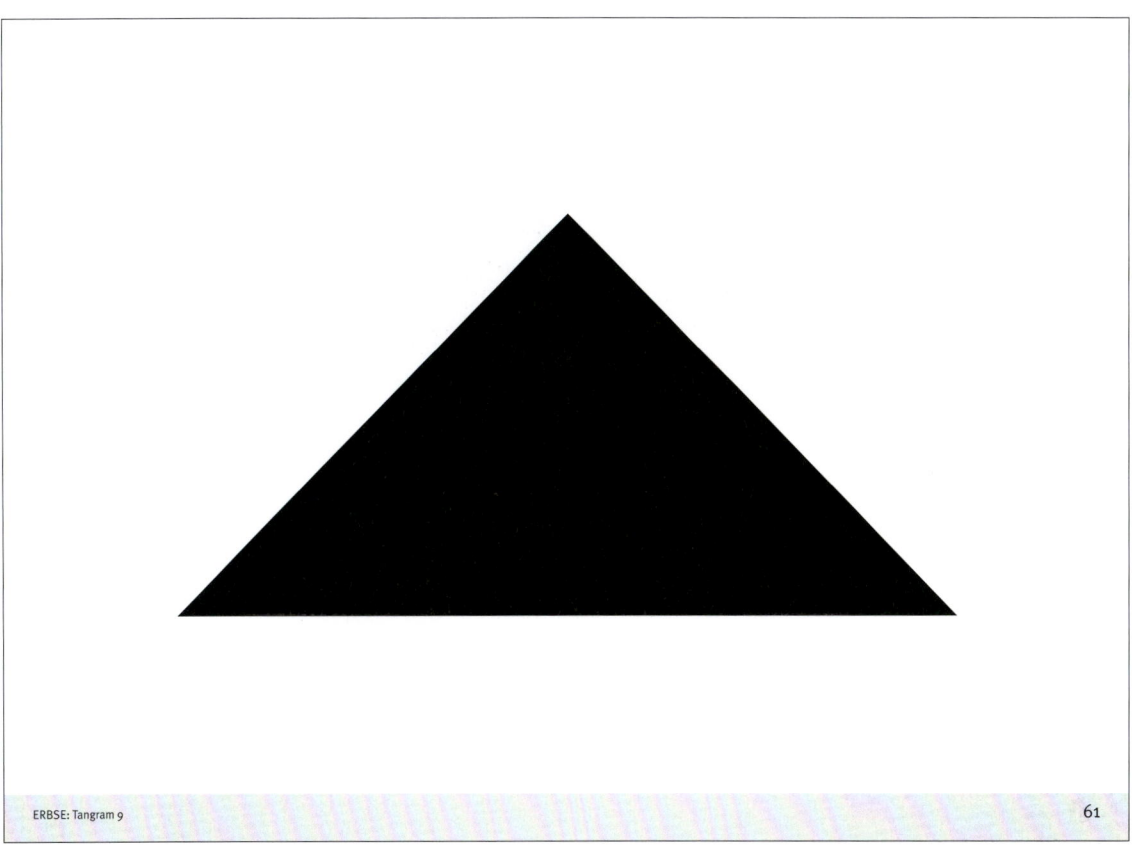

ERBSE: Tangram 9   61

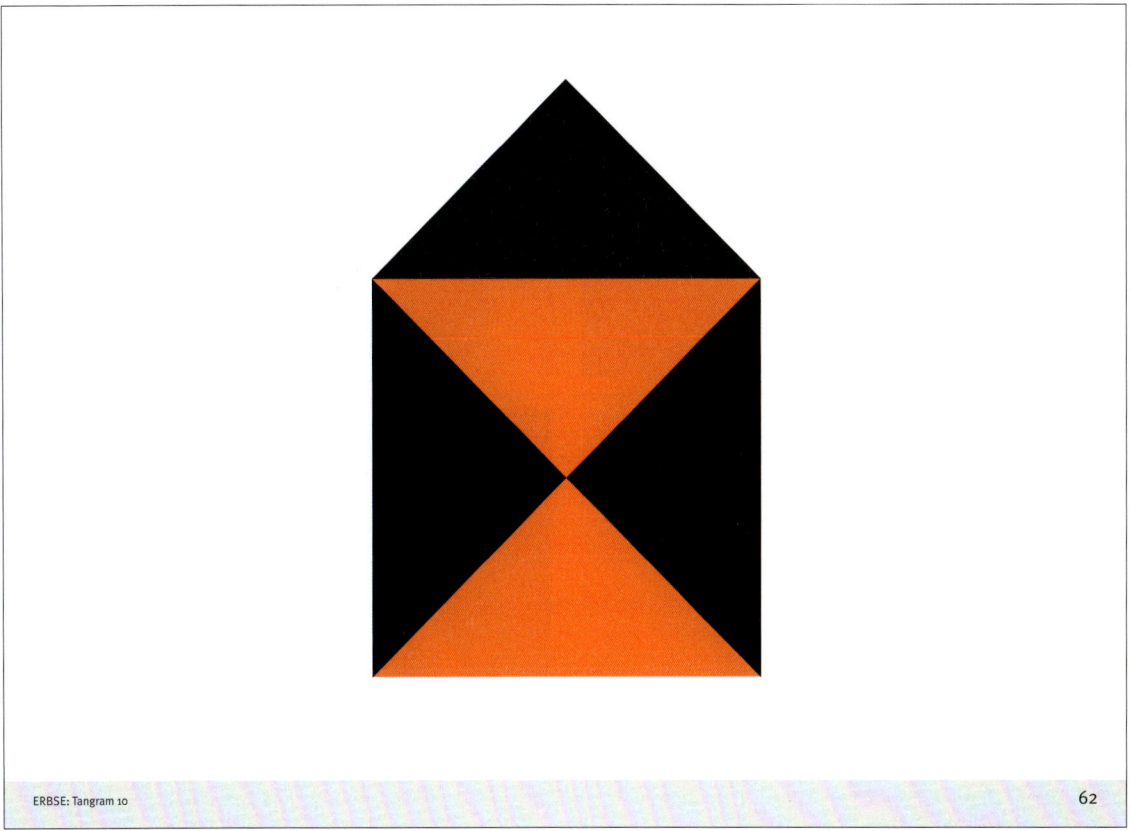

ERBSE: Tangram 10   62

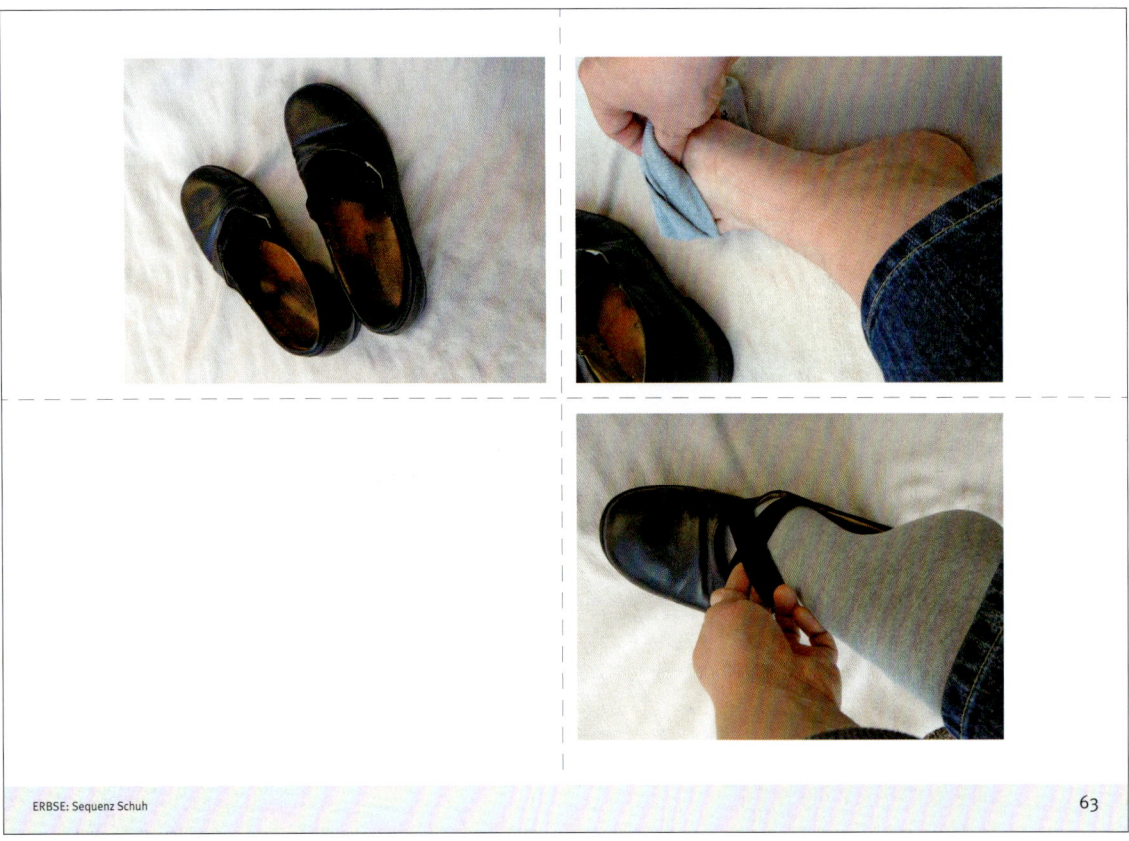

ERBSE: Sequenz Schuh

63

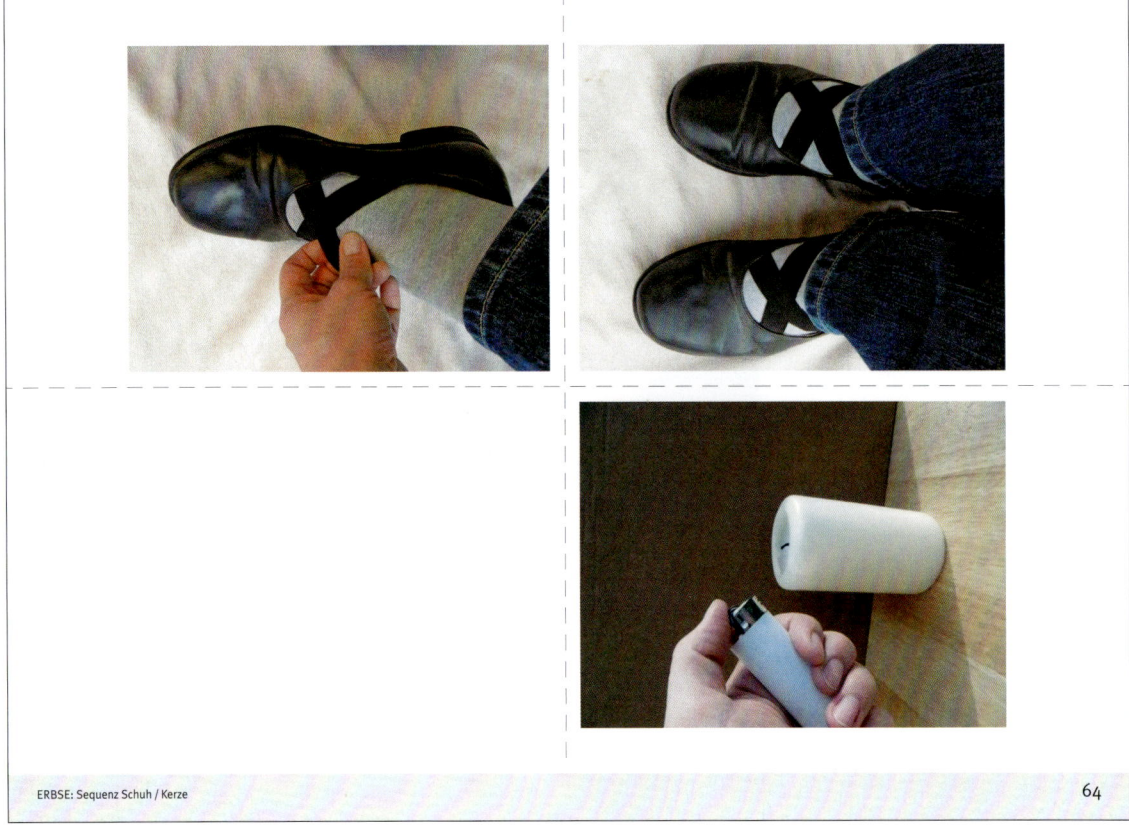

ERBSE: Sequenz Schuh / Kerze

64

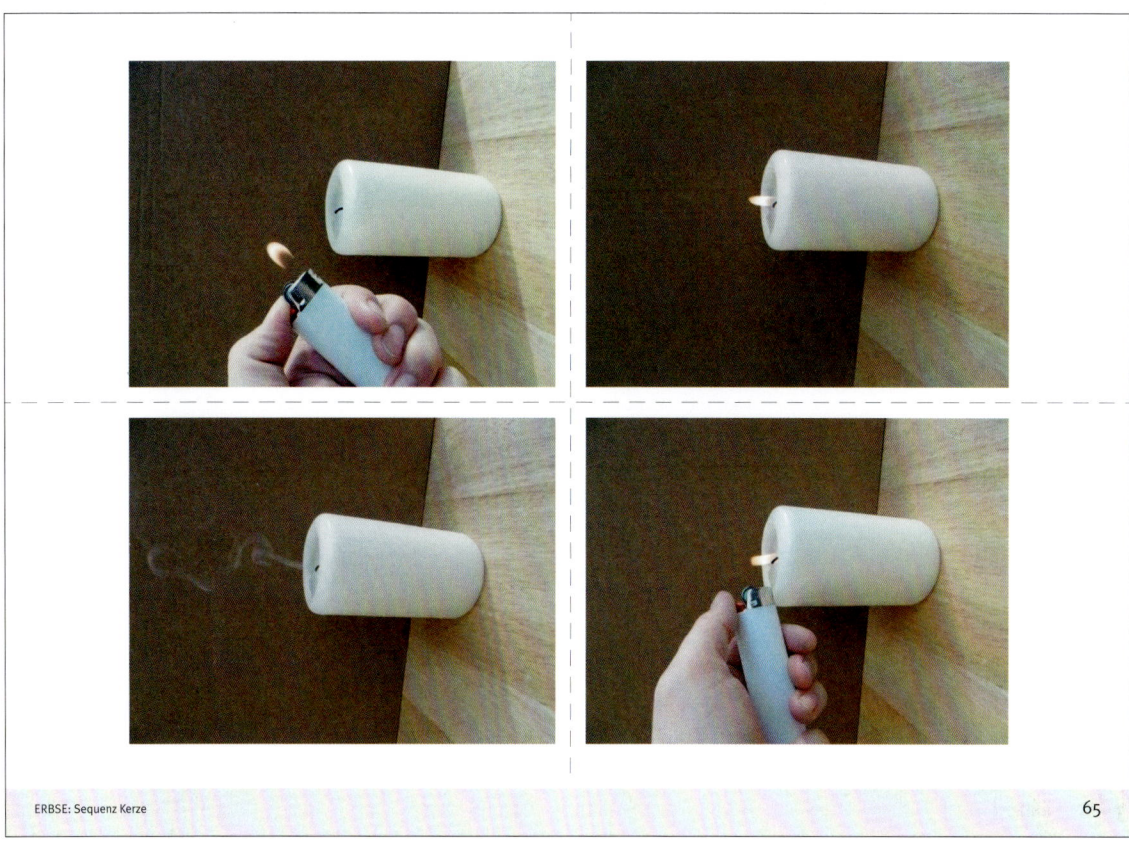

ERBSE: Sequenz Kerze   65

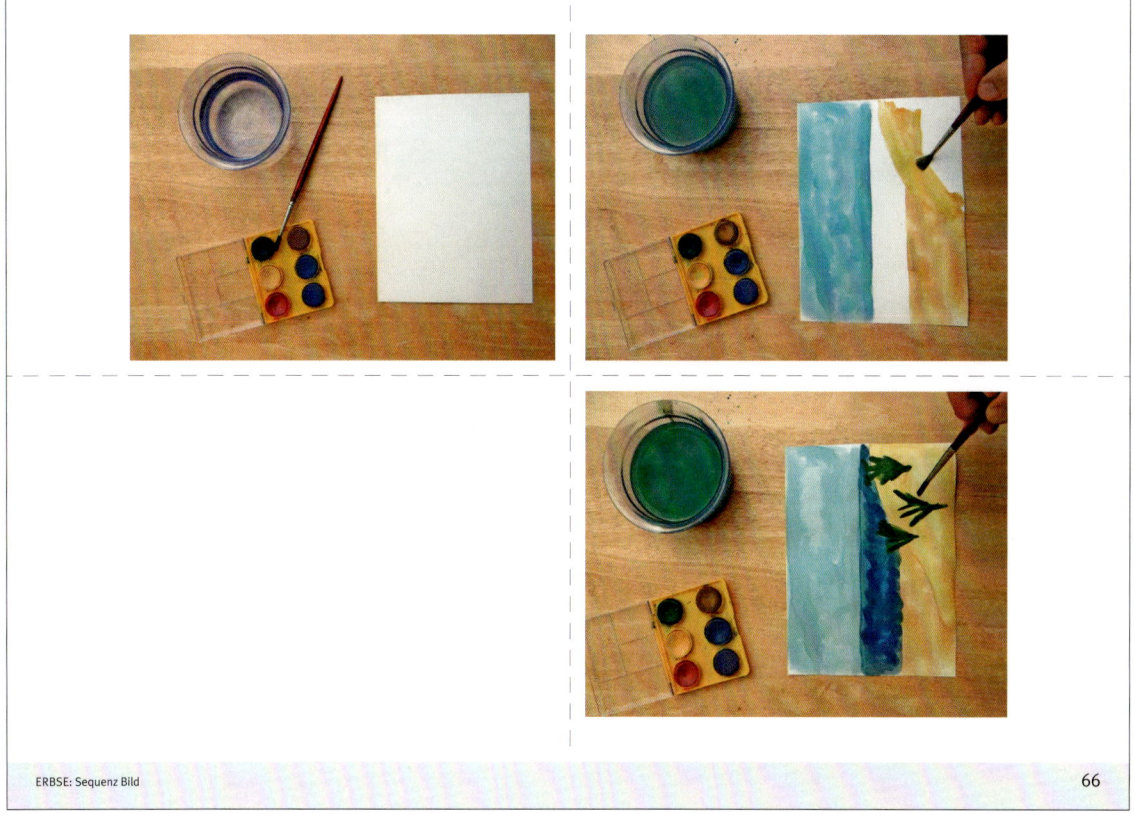

ERBSE: Sequenz Bild   66

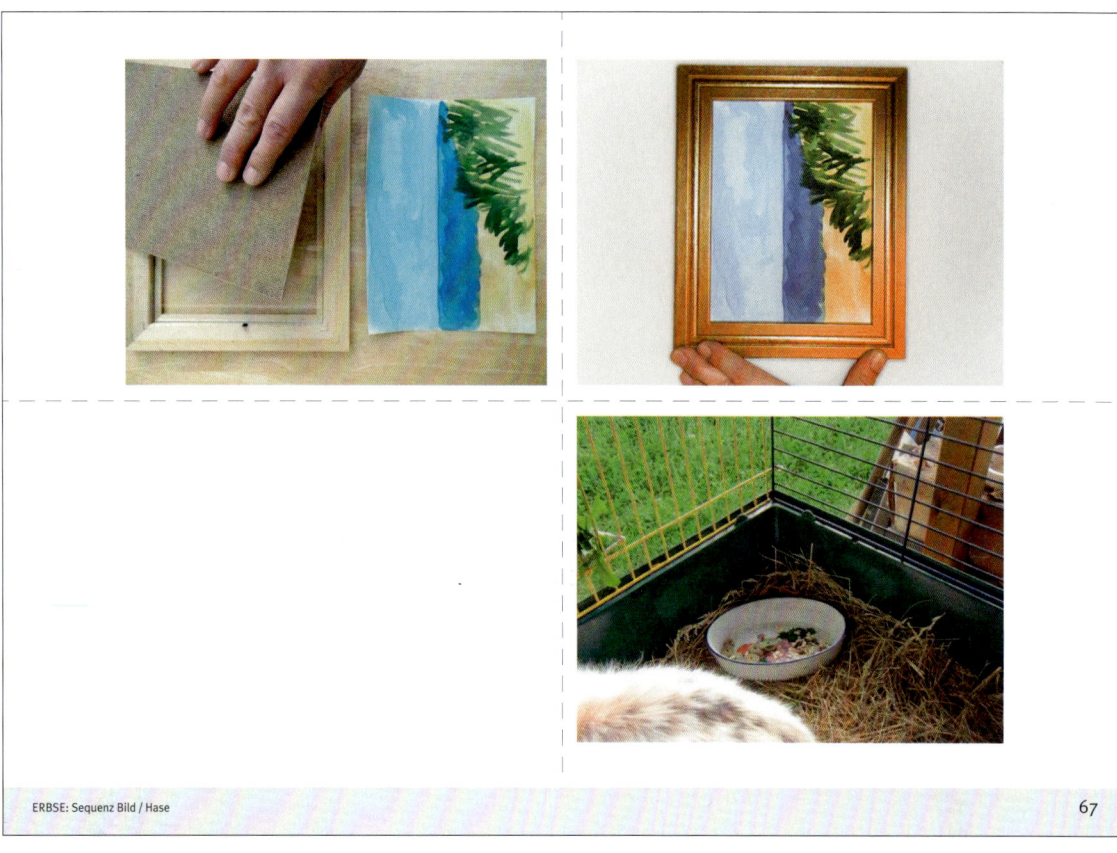

ERBSE: Sequenz Bild / Hase   67

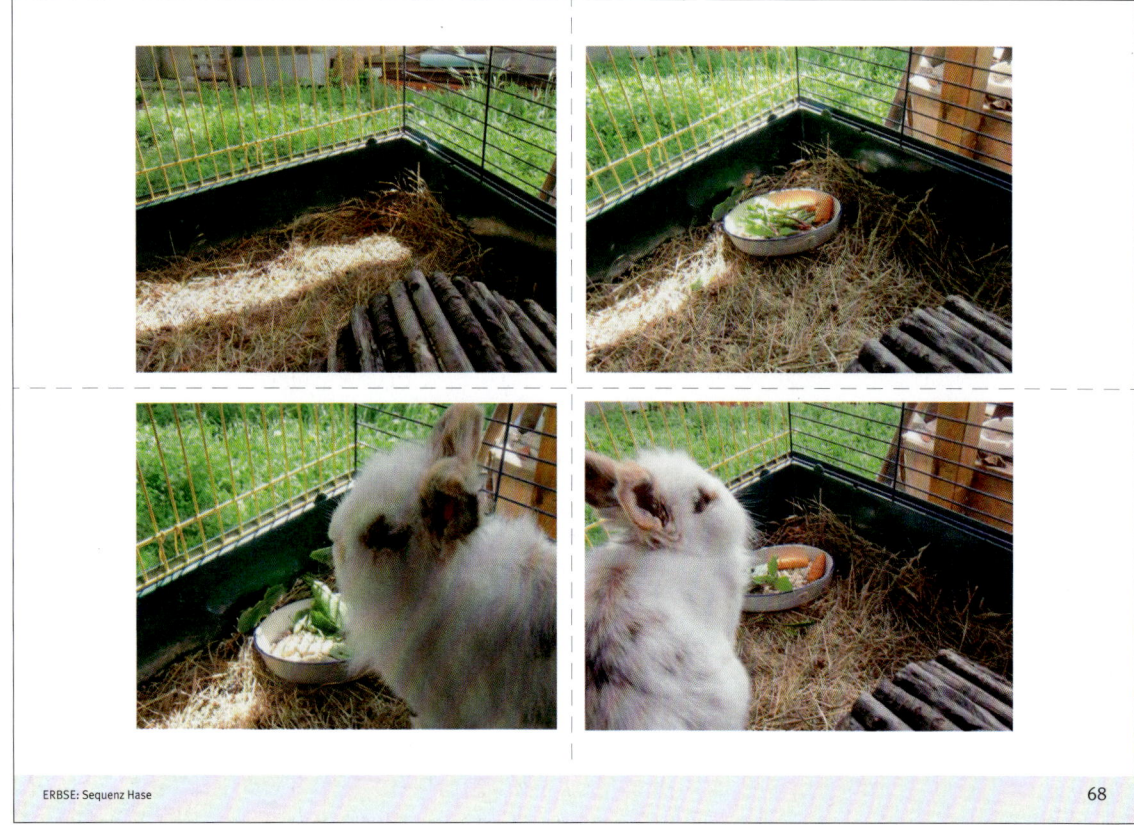

ERBSE: Sequenz Hase   68